Marie-Christin Holland (Hg.)
Kinderwunsch ist scheisse & du bist nicht allein!

Kinderwunsch ist scheisse & du bist nicht allein!

Elf bewegende Geschichten & drei Interviews über unerfüllten Kinderwunsch, Fehlgeburt und Co., die dir Mut machen sollen

Marie-Christin Holland (Hg.)

Erste Auflage 2024

Druck: MCP, Marki
Covermotiv: Yeliz Çetin, @cayundspaetzle
Covermontage: Yeliz Çetin, @cayundspaetzle
Lektorat: Textagentur POTZTAUSEND, Isabell Demuth, www.potztausend.de & Lena Wiewel
Textliche Unterstützung: Textagentur POTZTAUSEND, Isabell Demuth, www.potztausend.de & Lena Wiewel

Layout Inhalt: Lektora GmbH, Denise Bretz
Printed in Poland

ISBN: 978-3-95461-256-7

Die hier dargestellten Inhalte stellen keine Empfehlung oder Bewerbung der beschriebenen oder erwähnten diagnostischen Methoden, Behandlungen oder Arzneimittel dar. Der Text erhebt weder einen Anspruch auf Vollständigkeit noch kann die Aktualität, Richtigkeit und Ausgewogenheit der dargebotenen Information garantiert werden. Der Text ersetzt keinesfalls die fachliche Beratung durch einen Arzt oder Apotheker und er darf nicht als Grundlage zur eigenständigen Diagnose und Beginn, Änderung oder Beendigung einer Behandlung von Krankheiten verwendet werden. Konsultiere bei gesundheitlichen Fragen oder Beschwerden immer den Arzt oder die Ärztin deines Vertrauens! Marie-Christin Holland (Hg.) und die Autorinnen und Autoren übernehmen keine Haftung für Unannehmlichkeiten oder Schäden, die sich aus der Anwendung der hier dargestellten Information ergeben.

Inhalt

Dieses Buch ist all den Frauen gewidmet, die sich mit dem Thema Kinderwunsch beschäftigen.
Den Frauen, die eine schwierige Zeit mit unerfülltem Kinderwunsch und/oder Fehlgeburt erleben.
Den Frauen, die durch die Höhen und Tiefen des Kinderwunsches gehen und jeden Tag aufstehen, auch wenn ihnen nicht danach ist.
Den Frauen, die nicht aufgeben und weitermachen.

Wir erzählen dir unsere Geschichten, um dir Mut zu machen, deinen eigenen Weg im Kinderwunsch zu finden, und dir zu sagen: »Du bist nicht allein!«

Der Großteil der Erlöse des Buches kommt gemeinnützigen Organisationen und Projekten zugute, die sich in den Bereichen unerfüllter Kinderwunsch, Fehlgeburten und Sternenkinder engagieren.

Einleitung von Marie-Christin Holland

Bei meiner ersten Fehlgeburt hat mir eine Sache besonders geholfen: Ich habe Bücher gelesen, in denen Frauen von ihren Erfahrungen erzählt haben. Ich brauchte keine Fakten, sondern das Gefühl, nicht die einzige Frau zu sein, der so etwas passiert.

Durch das Lesen der Erfahrungen hatte ich das Gefühl, nicht mehr so allein zu sein. Gleichzeitig haben sie mir unglaublich geholfen und Mut gemacht, weiterzugehen.

Durch meine eigenen Erfahrungen und die Gespräche mit anderen Frauen sah ich, dass in unserer Gesellschaft viel Schmerz und Trauma in Bezug auf diese Themen gespeichert sind.

> Warum ist es das Normal in unserer Gesellschaft, eine Schwangerschaft in den ersten Monaten für sich zu behalten? Warum sind die Kinderwunschkliniken oft die einzige Option, zu der geraten wird, wenn es nicht klappt? Warum sprechen viele Frauen nicht darüber, dass sie Probleme haben, Kinder zu bekommen, oder dass sie eine Fehlgeburt hatten? Warum wird das nach wie vor tabuisiert und verschwiegen? Warum ist das so?

Als ich das erste Mal den Impuls zu diesem Buch bekam, dachte ich zunächst, dass ich allein meine Geschichte erzählen würde, mit allen Details, die mir wichtig erschienen. Und so fing ich an, meine Geschichte aufzuschreiben, und merkte, dass es sich für mich nicht mehr richtig anfühlt, in all die Details nochmal reinzugehen, weil ich bereits Frieden damit geschlossen hatte – auf meine Art.

Dann erinnerte ich mich an ein Buch, das ich mal im Businesskontext gelesen hatte, in dem Frauen ihre Geschichten erzählen, und wie sehr mich jede einzelne inspiriert und bereichert hatte.

Und so war mit »Du bist nicht allein« mein Kinderwunsch-Herzensprojekt geboren. Auf unterschiedlichsten Wegen haben Frauen (und ein Mann) zu mir gefunden und obwohl einige sich dazu entschieden, nicht Teil des Buches zu werden, möchte ich auch ihnen danken für ihr Vertrauen in mich und dafür, dass sie mir ihre Geschichte erzählt haben.

> Wir Frauen sind verbunden durch diese Erfahrung und genau die möchte ich in diesem Buch fühlbar machen.

Gleichzeitig stecken in jeder Geschichte für dich Weisheit und Inspiration, denn sie können dich auf deinen ganz eigenen Weg bringen. Daher lade ich dich ganz bewusst ein, während des Lesens in dich hineinzuspüren, womit du in Resonanz gehst – was etwas in dir bewegt. Hier erwarten dich möglicherweise neue Impulse, wie dein weiterer Kinderwunschweg aussehen und was Themen und Optionen für dich sein könnten, über die du dich noch informieren möchtest, um zu schauen, ob es das Richtige für dich ist. Nimm sehr gerne auch Kontakt mit der jeweiligen Frau auf, um mehr darüber zu erfahren. Hierfür findest du unter der jeweiligen Geschichte einen Link zur Autorenliste. Scanne den QR-Code mit deinem Smartphone oder schaue direkt auf der Webseite vorbei.

> Was ich durch die Gespräche mit den Frauen erkannt habe, ist, dass uns alle nicht nur die herausfordernde Kinderwunschzeit verbindet, sondern dass jede auf ihre Art und Weise auf einen besonderen Weg gebracht wurde – egal, ob sich der Kinderwunsch erfüllt hat oder nicht.

Daher möchte ich dir an dieser Stelle Mut machen, dich auf die Suche nach dem Geschenk zu begeben, das hinter deiner herausfordernden Kinderwunschzeit steckt. Ich bin mir ganz sicher, dass du es findest, wenn du dich dafür öffnest – egal, wie schmerzhaft die Situation sein mag, in der du dich aktuell befindest.

Für unsere Kinder – ob du sie selbst geboren hast oder nicht – wünsche ich mir eine Welt, in der Frauen sich wieder verbinden und offen über diese Themen sprechen, weil sie wissen, dass darin die größte Heilung und Potenzial für unsere Gesellschaft liegen. Und eine Welt, in der auch Männer sich für ihre Gefühle öffnen dürfen.

Ich freue mich unglaublich, dass du hier bist. Falls du deine Geschichte erzählen und sie zu einem Teil des nächsten Buches machen möchtest, nutze gerne den folgenden QR-Code oder Link, um mehr zu erfahren:

www.mariechristinholland.com/
kinderwunschbuch-bewerben

Alles Liebe
Marie

PS: Im Laufe des Buches wird dir beim Lesen vielleicht der ein oder andere grau hinterlegte Begriff begegnen, von dem du noch nie etwas gehört hast. Daher findest du weiter hinten im Buch einen Glossar, in dem ich dir die wichtigsten Begriffe in eigenen Worten erklärt habe.

Vorwort von Marie-Christin Kelle-Gieseke

Liebe Marie-Christin,

du gibst mir die Möglichkeit, in dem Vorwort deines wunderbaren Buches den Leserinnen eine Botschaft mitzugeben. Ich danke dir dafür!

Genauso bedanke ich mich bei »allem, was ist« für das Zusammentreffen mit dir, liebe Marie-Christin. Uns verbindet nicht nur der identische Vorname, sondern auch der Wunsch, Frauen zu stärken, sie zur Selbstheilung zu ermächtigen und ihnen in besonderen Lebenslagen bedeutsame Impulse mitzugeben, damit sie in Liebe Außergewöhnliches meistern können.

Liebe Leserin,

ich kenne den Grund, aus dem du dieses Buch in die Hand genommen hast, nicht im Detail. Aber ich kann mir vorstellen, dass du auf der Suche nach etwas bist.

Ist es die Suche nach ähnlichen Geschichten? Der Wunsch, dich nicht allein zu fühlen? Ist es der Drang nach weniger Angst und Sorge? Die Frage nach Antworten? Ist es die Suche nach Sicherheit und Gewissheit, nach dem einen Lösungsweg, der funktioniert, mit voller Garantie?

Ich glaube, du erahnst schon einige Antworten darauf und wohl die wichtigste: Egal, in welcher Lage wir uns in unserem Leben befinden, es gibt keine Garantie. Es gibt keine einhundertprozentige Sicherheit und auch nicht DEN einen Lösungsweg, der für alle funktioniert.

> Du stehst jetzt gerade an dieser Stelle deines Lebens. Auf deinem individuellen Weg bist du an genau dieser Stelle angekommen. Dein Weg hierher ist unveränderbar: vielfältig, besonders und unendlich wertvoll. Nicht nur dein Weg und dein Leben sind wertvoll, auch du bist es. Du bist wertvoll und allein durch dein Sein vollkommen.

Tief in deinem Kern liegt dieses Wissen um deine Vollkommenheit, an das du dich gern erinnern darfst. Dieser Kern der Vollkommenheit besagt ebenfalls, dass du alles in dir hast, was du brauchst.

> Du hast alles in dir, was du brauchst.

Vielleicht fällt es dir schwer, an deine perfekte Version zu glauben, weil du denkst, dass dein Körper »nicht ganz rund läuft« oder »nicht so funktioniert, wie er das tun sollte«. Möglicherweise ist es auch eine andere Komponente, an die du jetzt denkst. Und trotzdem ist es so, dass du alles in dir hast, was du brauchst. Mit voller Überzeugung darfst du daran glauben und dieses Gefühl deines leuchtenden Kerns deutlich ergründen. Es sind dabei nicht nur organische Funktionen, die dein Körper leistet, es sind auch deine Entscheidungen und die mentale Kraft, die du in dir trägst. Der Weg, den du gehst, der stammt aus dir. Er ist für dich bestimmt. Du selbst gehst all die Türen auf deinem Weg ab und entscheidest, welche du wählst. Manchmal erscheinen sie nur unter bestimmten Bedingungen und öffnen sich erst, wenn wir wissen, dass andere fest verschlossen bleiben. Aber das kannst du nur erfahren, wenn du losgehst.

Was dir dabei helfen kann?

Spüre in deinen Körper hinein und erkenne seine Botschaften. Angenommen, du legst deinen Kinderwunsch (ein Symptom oder einen Gedanken) in Liebe neben dich auf ein Kissen. Er begleitet dich vielleicht schon etwas länger und ihr kennt euch bereits ganz gut. Aber lege ihn einmal neben dich, herunter von deinen Schultern, von deinem Kopf, von deinem Rücken oder von wo er sonst spürbar sitzt. Betrachte deine körperlichen Signale einmal ohne deinen Wunsch in und auf dir. Was erzählt dein Körper noch? Gibt es Organe, Glieder oder Symptome, die zu sprechen beginnen und betrachtet werden wollen, jetzt, wo der A-Promi deiner Gedanken Platz gemacht hat? Gibt es da etwas, was du jetzt erst siehst, das vorher geheilt werden möchte?

Manchmal kann ein sehnlicher Wunsch übergroß werden und viel verdecken. Er kann sehr schwer und belastend werden. Deshalb habe ich dich aufgefordert, ihn imaginär von dir zu nehmen. Du brauchst ihn gar nicht loslassen, behalte ihn liebevoll an deiner Hand. So spürst du leicht, wenn dein Wunsch dich dorthin zieht und lenkt, wohin du vielleicht gar nicht möchtest, und du kannst die Kontrolle wiederherstellen, um zurück auf deinen Pfad zu gehen.

> Nicht dein Wunsch ist Schöpferin, sondern du.
> Setze deinen Fokus auf DICH.

Wie definierst du dich als Mensch ohne deinen Wunsch? Betrachtest du dich mit dem offenen Kinderwunsch möglicherweise als unvollständige Frau? Zweifelst du an deinen Fähigkeiten? Wieso funktioniert es bei allen anderen, nur nicht bei dir, denkst du?

Diese Gedanken können schmerzen, insbesondere dann, wenn du durch übergriffige Kommentare oder Schwangerschaftsverkündungen im sozialen Umfeld an deine eigene »Unfähigkeit« erinnert wirst. Diese Trigger von außen kannst du nicht immer umgehen. So hilft es dir möglicherweise, wenn du dich innerlich gegen solch schmerzende Pfeile anders aufstellst.

Angenommen, du gelangst bei jeder Begegnung mit einem fiesen Geschoss in das Gefühl der Unzulänglichkeit. Möchtest du das? Möchtest du dein Ergehen davon abhängig machen, ob du »beschossen« wirst oder nicht? Willst du dich immer dann besonders »unfähig« fühlen?

Und ich lade dich ein, dir dieses Gefühl einmal in Liebe anzuschauen und dich zu fragen: Bist du WIRKLICH unvollständig? Wie? Frage dich selbst, was dich ohne den alten Gedanken vollständig macht. Trau dich, in dieses Gefühl zu gehen. In die Vorstellung, perfekt zu sein. Was kann dir schlimmstenfalls passieren, wenn du es dir vorstellst? Wähle auch eine neue, liebevolle Beschreibung für deinen körperlichen Zustand. Wie kannst du dir deine Situation liebevoller erzählen?

Wähle ganz bewusst, was du denkst.

Welche Emotionen und Gefühle begleiten dich? Fühlst du Freude in deinem Leben? Sind es überwiegend Wut und Trauer? Was machst du mit den Gefühlen? Was machst du mit Frustration?

Versuche, deine Gefühle wie zum Beispiel Angst und Sorge liebevoll zu betrachten:

> Du BIST nicht dein Gefühl. Und sie sind auch nicht deine Feinde.

Gefühle senden dir Botschaften und tragen gerne »Videos« mit sich herum. Ich meine damit alte Muster und gelernte Programme aus der Kindheit, die gerne abgespult werden, wenn wir uns in solchen Gefühlen wiederfinden. Sage bewusst »Stopp«, wenn du dich in einer dieser Gedankenschleife befindest. DU bist Schöpferin und hast die Kontrolle. DU trägst die Fernbedienung in deinem Kopf und kannst sie betätigen.

Auf deinem Weg darf auch die Sorge deine Begleiterin sein, betrachte sie in Liebe. Aber schau auch nach rechts und links. Dort stehen Hoffnung und Zuversicht, Freude und Glück, die dich ebenso begleiten dürfen. Alles hat seine Berechtigung: Licht und Schatten.

Dies ist eine so wertvolle Botschaft, die ich in diesem Buch und in all den Geschichten der wundervollen Frauen erkenne:

> Entscheide dich, wohin du blickst. Was du wie lange betrachtest.

Es ist beides da. Du brauchst keine Seite davon zu verleugnen. Aber es ist deine Entscheidung, wogegen du ankämpfst, was du annimmst und was du auf welche Art anblickst: in Liebe oder in Zorn.

Bleibe in Verbindung mit dir selbst: Du bist ein göttliches Wesen, welches durch deinen wunderbaren Körper hier auf der Erde existieren kann. Welches Ziel verfolgst du in dieser Existenz? Hier, in DEINEM Leben? Welchen Sinn hat es bereits JETZT – nicht erst morgen, nicht erst, wenn Wünsche in Erfüllung gegangen sind?

Das Leben ist vielfältig und individuell. So auch dein persönlicher Weg. Dein Weg muss nicht für andere funktionieren, nur für dich. Du musst dich nicht dem aussetzen, was sich nicht richtig anfühlt. Es ist DEIN Körper. Also deine Entscheidung, die du für ihn und dich triffst.

Genau diese weitere wertvolle Botschaft erkenne ich in Maries Buch. Jeder einzelne Weg ist richtig für genau die eine wundervolle Frau, die ihn geht. Dabei war es für die erzählenden Frauen heilsam, sich den Sinn ihrer Existenz herauszuformen. Ohne Bedingungen für das Morgen, in voller Annahme der jetzigen Gegebenheiten.

Was wählst du also für dich?

Wünschst du dir ein Kind? Somit gehe ich davon aus, dass du an die Zukunft glaubst. Bitte glaube an dich, welcher Weg sich dir auch zeigen mag.

Sei gut zu dir. Behandle dich liebevoll. Betrachte dich mit den Augen der Liebe.

Glaube an dich
deine Marie

Über Marie-Christin Kelle-Gieseke

Ich bin Marie, 1987 geboren und lebe mit meinem Mann und unseren zwei Kindern im Grünen auf einem ehemaligen Bauernhof in Norddeutschland zwischen Gemüsebeeten und unseren sechs Hühnern.

Wenn meine Hände nicht in der Erde stecken, berate und ermächtige ich Frauen online, neue Gedankenmuster zu entwickeln.

Als Sozialpädagogin/Sozialarbeiterin war ich lange im Jugendamt tätig. Nach erfolgloser Suche nach dem Glück im Job schlichen sich (auch privat und gesundheitlich) weitere Krisen, Überlastung, Selbstzweifel und Zukunftsängste ein. Doch genau dieses Gefüge sollte meine größte Chance für meine eigene Selbstermächtigung sein.

Als Systemische Beraterin und Selbstwert-Coach begleite ich heute Frauen dabei, mit bewussten Gedanken Selbstliebe zu lernen und diese nachhaltig in ihr eigenes Leben zu bringen. Dabei lege ich Wert auf die gelingende Umsetzung und Integration von neuen und bewussten Gedankengängen in den Alltag.

Ich biete Einzelsessions in systemischer Beratung, lösungsorientiertes Kurzzeitcoaching und 1:1-Mentoring über mehrere Monate an. Workshops und weitere Onlinekurse werden mein Angebot zukünftig erweitern.

Außerdem bin ich Autorin meines Kartensets »Kraft der Gedanken – 40 kraftvolle Affirmationen für eine entspannte Schwangerschaft und eine selbstbestimmte Geburt«. In meiner ersten Elternzeit entwickelte ich das Kartenset, das ich mir für meine erste Schwangerschaft gewünscht hätte. Es ist in Selbstpublikation entstanden und in meinem Onlineshop zu kaufen.

Wenn du Kontakt zu Marie aufnehmen möchtest, scanne gerne den folgenden QR-Code oder gebe die folgende URL in deinen Browser ein:

www.mariechristinholland.com/
kinderwunschbuch-autorinnenliste

Dein Gefühl zeigt dir den richtigen Weg im Kinderwunsch

von Marie-Christin Holland

Im Dezember 2017 in Neuseeland – ich weiß es noch, als ob es gestern gewesen wäre: Wir lagen in unserem Camper und auf einmal sagte Jörg zu mir: »Ich bin bereit. Ich möchte gerne mit dir eine Familie gründen.« Für mich kam das in dem Moment ehrlich gesagt ziemlich überraschend, war ich doch nach fünf Jahren Beziehung eigentlich schon lange bereit dafür.

Es folgte unsere Hochzeit im April 2018 und eine wunderschöne Zeit der Zweisamkeit, die wir sehr genossen und in der wir vor allem viel Spaß hatten, immer mit der Vorfreude im Hinterkopf auf unsere eigene kleine Familie. Und so vergingen einige Monate. Immer wieder hatte ich das Gefühl, schwanger zu sein – doch die positiven Schwangerschaftstests blieben aus.

> Gedanken wie »Mein Körper schafft das nicht« oder »Ich bin nicht gut genug« wurden von Monat zu Monat immer präsenter.

Irgendwann fingen wir an, öfters über meinen Eisprung wegzufahren, der im Vorfeld mit einem Ovulationstest bestätigt wurde. Einfach mal »gemeinsam entspannen und dann würde es schon werden«, so lief es ja schließlich bei meinen Freundinnen auch.

Bei uns leider nicht …

Ende 2018 ging der Ärztemarathon los. Schließlich hatte ich gelesen, dass man »in unserem Alter« (damals war ich 32) nach circa einem Jahr zum Gynäkologen zur Kontrolle gehen sollte, um sich durchchecken zu lassen. Also taten wir das. Mal schien bei mir alles okay, mal meinte die Frauenärztin, etwas im Ultraschall zu sehen, und hatte einen Gebärmutterpolypen in Verdacht. Bei meinem Mann war das erste Spermiogramm nicht ganz okay, was sich später als Fehldiagnose herausstellte, weil sich der Urologe schlicht und einfach verrechnet hatte … Ja, sowas gibt es auch.

Also durfte ich wegen des Verdachts auf den Gebärmutterpolypen immer wieder zur Kontrolle und das Spiel ging weiter: Mal sah sie was, mal sah sie nichts.

> Am schlimmsten waren für mich das Hin und Her und die Unklarheit darüber, ob ich nun irgendwas hatte oder nicht.

Da ich schon immer eine sehr starke Periode hatte, konnte das auch keinen Aufschluss darüber geben, ob der Gebärmutterpolyp da war oder nicht. Grundsätzlich ist es so, dass ein Gebärmutterpolyp nicht per se schlimm ist oder einen Einfluss auf den Kinderwunsch haben muss, aber je nachdem, wie und wo er sitzt, kann er dazu führen, dass sich die befruchtete Eizelle nicht in der Gebärmutter einnisten kann.

Im Februar 2019 hatten wir unseren ersten Termin in der Kinderwunschklinik, was laut meiner Frauenärztin unsere beste Option war, »weil die sehr gute Erfolgsquoten« hatten. Ich werde nie vergessen, wie ich mich gefühlt habe, als wir im Wartezimmer saßen. Es war furchtbar, denn ich habe all die Emotionen der Paare gefühlt, die mit uns warteten: all die Hoffnung, Trauer und Aufregung. Das war für mich als hellfühlige Frau eine echte Herausforderung.

Erste Untersuchung

Der Doc untersuchte mich, warf einen Blick auf den Ultraschall und sagte: »Ja, das ist ja kein Wunder, dass Sie nicht schwanger werden. Hier sitzt ein Polyp.« Also doch der Polyp. Es folgte kurz darauf die OP mit Polypentfernung, einer Gebärmutterspiegelung und Eileiterdurchlässigkeitsprüfung, um ganz sicherzugehen, dass wirklich alles okay war. »Es würde Sinn machen, es in ‚einem Abwasch' mitzumachen«, so der Arzt. Gleichzeitig wurde bei meinem Mann ein weiteres Spermiogramm gemacht, bei dem alles top war, wie sich herausstellte.

Also lag es doch an mir?

Die OP verlief gut. Ich hatte mich für eine ganz kleine Privatklinik entschieden, die solche Operationen auch für gesetzlich Krankenversicherte ambulant durchführte. Das war ein absoluter Segen für mich, weil es mir die völlig überfüllten Aufwachräume ersparte und ich sehr gut betreut wurde. Noch etwas benommen von der Narkose wurde mir das Ergebnis der OP direkt mitgeteilt: Meine Eileiter waren frei und der besagte Polyp entfernt. Hinter der Gebärmutter an den Gebärmutterbändern wurde ein wenig Endometriose gefunden, was laut meiner Ärztin aber keinen Einfluss auf eine potenzielle Schwangerschaft haben würde. Wir dachten, nun stünde unserem Kinderwunsch nichts mehr im Wege.

Wäre da nicht die Tatsache gewesen, dass mein Zervix – besser gesagt mein Immunsystem – die Spermien meines Mannes abtötete. Ich erinnere mich noch genau an diesen Moment, als der Arzt meinte, wir würden jetzt noch eine wichtige Untersuchung machen, die Aufschluss darüber geben würde, warum ich bisher nicht schwanger geworden war: Sie würden um den Eisprung herum etwas Zervix-Schleim mit den Spermien meines Mannes in eine Schale geben und es unter einem Mikroskop beobachten.

Was passierte, war Folgendes: Die Spermien waren innerhalb kürzester Zeit tot – ALLE. Dieser Moment hat etwas mit mir gemacht:

> Ich hatte Angst, dass wir niemals Kinder bekommen würden.

Denn wie sollte das gehen, wenn ICH die Spermien tötete? So konnte es ja nicht funktionieren ... Meine Gedanken drehten sich im Kreis. Und obwohl ich seit unserem ersten Besuch in der Kinderwunschklinik ein schlechtes Gefühl dabei hatte, mich behandeln zu lassen, begannen wir mit ein paar Inseminationsversuchen, weil dadurch (laut Arzt) die Reaktion des Immunsystems übergangen werden konnte.

Und siehe da: Direkt nach dem ersten Inseminationsversuch war ich schwanger

Ich konnte es nicht fassen. Es war ein bisschen wie im Traum. Zu dem Zeitpunkt hatten wir gerade ein Haus gekauft, waren am Renovieren und ich hatte meinen gut bezahlten Job als Teamleiterin im Marketing gekündigt, um mich selbstständig zu machen. Es kam überraschend und dennoch freuten wir uns beide sehr.

> Es war ein wahnsinniges Gefühl, dieses kleine Pünktchen auf dem Ultraschall zu sehen, nachdem wir all die Zeit »darauf hingearbeitet« hatten.

Wir entschieden uns, es erst mal für uns zu behalten, wie so viele es machen, denn »in den ersten drei Monaten kann noch so viel passieren«. Ich weihte lediglich einige wenige Freundinnen ein. In der Schwangerschaft ging es mir gut, abgesehen davon, dass ich ziemlich müde und mein Bauch aufgebläht war. Das war irgendwie auch schön, denn es gab mir einen Vorgeschmack auf das, was kommen sollte. Ich erinnere mich noch gut an diesen einen Spaziergang, bei dem ich morgens Brötchen für unsere Handwerker holte, mein Gesicht in die Sonne hielt und meinen Bauch streichelte. Ein vollkommener Moment für mich.

In der 7. Woche bekam ich Blutungen

In dem Moment wusste ich sofort: »Das war's«, obwohl mein Mann mich noch beruhigen wollte. Ich fuhr zu meiner Frauenärztin und mein Gefühl hatte mich leider nicht getäuscht. Mit Blick auf den Ultraschall bestätigte die Frauenärztin, dass keine Weiterentwicklung beim Fötus zu sehen sei und ich sehr wahrscheinlich eine Fehlgeburt hatte. Im selben Atemzug sagte sie mir dann, dass wir über eine Ausschabung reden müssten. Ich war sprachlos, war ich doch gerade erst operiert worden. Und für mich kam eine weitere Operation in diesem Moment nicht in Frage.

Ich bin noch heute so stolz auf mich, dass ich in diesem schwierigen Moment bei mir blieb und sagte, dass ich nach Hause gehen, mit meinem Mann reden und mich dann melden würde. Am nächsten Tag rief ich meine Hebamme an, die mich über meine Möglichkeiten aufklärte: Eine Ausschabung ist nach einer Fehlgeburt nicht zwingend notwendig und vor allem nicht die einzige Option. Gut informiert habe ich meiner Frauenärztin dann verkündet, dass ich keine Ausschabung wünschte, sofern aus gesundheitlicher Sicht nichts gegen einen natürlichen Abgang spräche. Sie war einverstanden, solange ich alle paar Tage zum Blutabnehmen vorbeikommen würde, um eine potenzielle Blutvergiftung zu vermeiden.

Also warteten und hofften wir, dass mein Körper es von allein regeln würde.

> In der Zeit fühlte ich mich innerlich tot und funktionierte einfach.

Dank unserer Renovierungsarbeiten gab es genug zu tun und so kratzte ich Tapeten und lenkte mich ab. Währenddessen bekam ich auf einmal ein starkes Krankheitsgefühl, wurde unglaublich müde und legte mich ins Bett. Als ich dann aufstand, um auf die Toilette zu gehen, verabschiedete sich alles, was von meinem Baby übrig war – eine 3–5 cm große Fruchthöhle. Wie in Trance drückte ich einfach auf die Spülung.

Später las ich, dass viele Frauen ihr Baby aufsammeln, um es zu beerdigen. In dem Moment war ich aber einfach wie ferngesteuert gewesen und hatte getan, was ich immer tat, wenn ich auf der Toilette war … Kurz darauf saß ich erneut bei meiner Frauenärztin:

> Es war kein weiterer Eingriff nötig, mein Körper hatte es allein geschafft und dafür bin ich ihm bis heute so unglaublich dankbar.

Durch die Fehlgeburt fiel ich in ein Loch. Erst hielt ich mich noch mit Aussagen wie »Das passiert ganz oft in den ersten drei Monaten« und »Hat nicht sollen sein« über Wasser. Ich bestellte mir Bücher von anderen Frauen, die über ihre Fehlgeburten berichteten, und googelte, was das Zeug hielt. Dadurch fühlte ich mich weniger allein.

Irgendwann war der Druck in mir so groß, dass mich die Traurigkeit wie ein Schlag umhaute, hatten wir uns dieses Kind doch so sehr gewünscht. Ich erinnere mich noch, wie ich meinem Mann gesagt hatte, dass ich Raum für mich bräuchte, um mich mit unserem Verlust auseinanderzusetzen. Er konnte mir nicht helfen, auch wenn er es so gerne getan hätte. Also saß ich auf meinem Meditationskissen und fing von einem Moment auf den anderen an, bitterlich zu weinen.

> Die Tränen flossen und flossen und flossen. Ich wusste nirgendwo hin mit mir. Doch auf einmal hatte ich das Gefühl, wie von einer Decke eingehüllt zu sein und die Einsamkeit, die ich gespürt hatte, war wie weggeblasen.

Ich wurde unglaublich ruhig und fühlte mich gehalten und getragen – von meinem Opa, der zu diesem Zeitpunkt schon gestorben war. Seine Anwesenheit, das vertraute Gefühl ließ mich begreifen, dass »es mehr gibt« als das, was wir mit unseren Augen sehen können. Gott, das Universum, die Anderswelt – ich wusste es einfach, denn ich hatte es gefühlt.

Es begann eine tiefe Reise zu mir selbst, zurück in meine Spiritualität.

Nachdem ich viele Jahre über meine Grenzen hinausgegangen war und mich über meine Leistung definiert hatte, begann durch unsere Kinderwunschreise und die Fehlgeburt eine ganz intensive Zeit der Selbstfürsorge. Ich fing an, mich um die Person zu kümmern, die ich all die Jahre so vernachlässigt hatte: mich selbst. Ich begann, Yoga zu machen, zu meditieren und mir regelmäßige Pausen einzuräumen, egal, wie viel noch zu tun war.

> Heute frage ich mich, was ich mir eigentlich dabei gedacht habe: All die Jahre habe ich mich ständig überarbeitet, war immer gestresst und unter Druck, und dann erwarte ich, dass mein Körper auf Knopfdruck in der Lage ist, ein Kind zu bekommen?

Tja, so läuft das eben nicht. Zumindest nicht bei mir.

Denk nicht so viel darüber nach, Marie!

Besonders schwer waren die taktlosen Sprüche aus unserem Umfeld: Andere Schwangere, die sagten, »Ihr könnt ja jetzt mal nachlegen«, während sie sich über ihre »Schwangerschaftswehwehchen« beklagten, die ich mir so sehnlichst wünschte, oder gut gemeinte Ratschläge wie: »Ihr müsst einfach mal entspannen und den Kopf ausschalten. Dann klappt das schon.« Natürlich wussten wir, dass all das nicht böse gemeint war, leicht war es trotzdem nicht. Unseren Freunden und Familienangehörigen zuzusehen, wie sie nach und nach Kinder bekamen, das war richtig schwer für mich. Und es gab einige Tage, an denen ich nach der Verkündung zuhause in Tränen ausbrach. Nicht, weil ich es den werdenden Eltern nicht gönnte, sondern weil ich einfach unglaublich traurig war, dass es bei uns noch nicht geklappt hatte.

Weiter geht's mit Spritzen

Nach der Fehlgeburt folgten weitere Inseminationen in der Klinik. »Das ist ganz oft so, dass der Körper die erste Schwangerschaft ‚zum Üben' nimmt und es bei der nächsten klappt«, so der Arzt. Schließlich wurde uns dann zu Hormonspritzen geraten, die den Eisprung auslösen konnten, um so die Wahrscheinlichkeit zu erhöhen, genau diesen Tag zu erwischen. Hormone hatte ich eigentlich von Anfang an ausgeschlossen und hier war nun der Moment, wo ich mich von meiner Angst leiten ließ, niemals ein Baby zu bekommen, wenn ich es nicht tat. Und so saß ich vor der nächsten Insemination im Bad und setzte mir die Spritze in den Bauch. Erfolglos, denn weitere Inseminationsversuche vergingen und es tat sich nichts.

> Monat für Monat saß ich weinend auf der Toilette, wenn ich meine Periode bekommen hatte.

Ohnehin war die zweite Zyklushälfte der Horror für mich, weil es hieß: Wieder warten, wieder hoffen, ob es mit dem Schwangerwerden geklappt hatte, um am Ende wieder enttäuscht zu werden, wie all die Monate vorher auch.

Nach ein paar Monaten wurden weitere Untersuchungen gemacht, weil ich oft das Gefühl hatte, schwanger zu sein, aber der Schwangerschaftstest weiterhin negativ ausfiel. (Heute weiß ich, dass ich damals schon die Kinderseelen um mich herum wahrgenommen hatte. Dazu weiter unten mehr.) Ich wurde auf alles mögliche untersucht, womit leider auch einige Fehldiagnosen einhergingen. So wurde zum Beispiel eine angebliche Gerinnungsstörung diagnostiziert, gegen die ich Blutverdünner hätte nehmen müssen.

Heute kann ich das gelassen als Teil unseres Weges sehen. Damals war es aber eine Zerreißprobe für mich und für meinen Mann. Es war unglaublich schwer, dass ständig neue Hindernisse im Raum standen und ich einfach keine Klarheit hatte. Nach all den Fehldiagnosen war dann auch das Vertrauen in die Kinderwunschklinik dahin.

Wir sahen uns noch zwei andere Kliniken an – über eine davon hatte ich nach meiner Fehlgeburt in einem Buch gelesen, dass sie auf immunologische Themen spezialisiert war. Der Arzt riet uns zu einer IVF, was ich auf gar keinen Fall wollte. Es fühlte sich einfach nicht richtig an.

Also gingen wir noch zu einer weiteren Klinik bei uns in der Nähe, um uns eine dritte Meinung einzuholen. Der Arzt dort informierte uns über die Möglichkeiten und sagte zwei Dinge, die für mich persönlich alles veränderten:

»Die Untersuchung, die der Arzt in der anderen Klinik gemacht hat, ist völlig veraltet. Sie ist aus den 80ern. Das macht man heute nicht mehr so und sie ist NICHT aussagekräftig.«

Erinnerst du dich an die Untersuchung, nach der ich felsenfest davon überzeugt gewesen war, dass meine Zervix die Spermien meines Mannes töten würde? Genau diese Untersuchung war damit gemeint. Ein Bild, das meine Perspektive auf unsere Kinderwunschreise damals völlig verändert und mich absolut in Angst versetzt hatte. Das machte mir wieder bewusst, nicht alles zu glauben, was die Ärzte sagen, sondern mir selbst ein Bild zu machen und auf mein eigenes Gefühl zu hören.

Was er außerdem sagte, war: »Ihr macht das jetzt schon eine Weile mit der Kinderwunschbehandlung. Ihr müsst für euch als Paar schauen, ob ihr weitermachen wollt und ob das der richtige Weg für euch ist.«

Das war der Moment, in dem ich wusste, dass es vorbei war.

Noch im Auto auf dem Rückweg nach Hause entschieden wir uns als Paar dafür, keine weiteren Behandlungen in Kinderwunschkliniken in Anspruch zu nehmen. Das war im Februar 2020 und ich fing nach langer Zeit wieder an, meinem eigenen Gefühl zu vertrauen. Das hatte ich in all der ungewissen Zeit verloren. Und ich bin so dankbar, dass ich einen Mann an der Seite habe, der mir immer wieder Mut gemacht hat, auf mein Gefühl zu hören, und der mit mir jeden Weg gehen würde.

»From New Beginnings« oder »Die Suche nach unserem ganz eigenen Kinderwunschweg«

Seitdem sind einige Jahre vergangen, in denen wir uns entschieden, unseren ganz eigenen Kinderwunschweg zu gehen, und in diesem Moment, wo ich diese Geschichte schreibe, haben wir noch keine Kinder. Das schon mal vorab.

Unsere größten Herausforderungen danach waren vor allem diese hier: als Paar wieder zueinander zu finden und die Zweisamkeit wirklich genießen zu können, ohne den Fokus auf das Ergebnis »schwanger werden« zu legen. Unser Leben wieder zu genießen und auch ohne Kinder glücklich zu sein.

Die Verantwortung für meine Gesundheit wieder selbst in die Hand zu nehmen und mich dabei bedingungslos von meinem Gefühl leiten zu lassen, egal, was andere sagen.

Zu verstehen, dass es noch viel mehr zwischen Himmel und Erde gibt, was einen Einfluss darauf hat, ob und wann man schwanger wird oder nicht.

Hier möchte ich gerne noch ein bisschen tiefer gehen und dir ein paar Dinge, die ich gemacht habe, als Inspiration mitgeben und du schaust einfach, ob und was du damit machen möchtest:

> Durch das ganze Hin und Her mit den Ärzten habe ich eine Sache gelernt und dafür bin ich sehr dankbar: dass die Verantwortung für meine Gesundheit und unseren Kinderwunschweg bei mir und uns liegt.

Dass ich mich natürlich von Ärzten, Heilpraktikern, Coaches etc. beraten lassen kann, aber gleichzeitig NIEMAND in meinem Körper steckt und mir sagen kann, was der richtige Weg für mich ist.

Um meinen Körper während der Kinderwunschphase zu unterstützen, habe ich vieles gemacht und ausprobiert. Ehrlich gesagt, sind mir diese Optionen auf dem Weg einfach begegnet und wenn sie sich gut angefühlt haben, habe ich sie umgesetzt, und damit aufgehört, wenn sie es nicht mehr taten. So leicht das auch klingt, war es doch ein Lernprozess für mich, mir selbst und meinem Körper wieder zu vertrauen, hatte er mich doch in all den Jahren gefühlt im Stich gelassen.

Ich habe hierfür zum Beispiel eine Haarmineralanalyse gemacht, um herauszufinden, ob mein Körper mit den wichtigsten Nährstoffwerten versorgt ist. Der Vorteil gegenüber einem Bluttest ist meines Wissens, dass mit der Haarmineralanalyse geschaut werden kann, inwiefern der Körper die Nährstoffe wirklich verwerten und aufnehmen kann. Mir war bis dahin nicht bekannt, dass ich aufgrund meiner halben Schilddrüse grundsätzlich einen erhöhten Nährstoffbedarf habe, dementsprechend schlecht fielen meine Werte aus und es zeigte sich, dass mein Körper alles andere als in Balance war. Für meine Gesundheitsberaterin war sofort klar, dass dies der Grund sein musste, weshalb es für meinen Körper so schwer war, eine Schwangerschaft zu halten. Also begann ich, dafür zu sorgen, ihn wieder in Balance zu bringen, aber das geht eben nicht von heute auf morgen. Ich stellte meine Ernährung um und probierte vieles aus: Ich ernährte mich vegan, vegetarisch, aß dann wieder alles, trank jahrelang kaum Alkohol und nahm eine ganze Reihe Nahrungsergänzungsmittel ein, die meinen Körper unterstützen sollten.

Außerdem fing ich an, alles homöopathisch mit Globuli auszuleiten, was nicht in meinem Körper sein sollte (zum Beispiel die Hormonspritzen, die Pille und Ähnliches). Parallel entlastete ich meinen Körper mit Entgiftungsmaßnahmen, darunter Magnesiumbäder, Leberwickel, Nierenwickel usw. Ich gab das Laufen auf, weil es damals zu anstrengend für meinen Körper war.

Nicht zu vergessen die Klassiker: gesunde, regionale Nahrungsmittel in Bioqualität kaufen, regelmäßig Pausen machen und vielen Dingen nachgehen, die mir guttun – zum Beispiel den Traum vom eigenen Hund erfüllen.

> Und irgendwann merkte ich dann, dass ich mich so kontrolliert hatte, »meinen Körper wieder in den Griff zu bekommen«, dass ich aufgehört hatte, zu genießen und zu leben.

Damit endete auch diese extreme Phase. Heute lasse ich mich bedingungslos von meinem Gefühl leiten und es gibt keine Tabus mehr für mich: Ich esse das, was sich gerade richtig für mich anfühlt, und höre auf meinen Körper. Ich unterstütze ihn nach wie vor mit Nahrungsergänzungsmitteln, aber nur mit denen, die sich gerade richtig und gut anfühlen. Ich bin offen für das, was andere mir sagen und raten, und höre trotzdem auf mein Gefühl.

Die Kinderwunschreise war gleichzeitig auch eine spirituelle Reise.

Ich lernte und löste auf energetischer und spiritueller Ebene so viel auf, dass ich wahrscheinlich ein eigenes Buch darüber schreiben könnte.

Ich beschäftigte mich unglaublich viel mit dem Thema »Weiblichkeit« und all den Traumata, die damit einhergehen. Den Kollektiv-Traumata, die dadurch entstanden sind, dass Frauen so viele Jahre missbraucht, geschändet, getötet und verfolgt wurden und die in unserer Gebärmutter gespeichert sind. Den Traumata, die in meiner Ahnenlinie lagen. Ich machte viele Familienaufstellungen*, um Klarheit und Heilung in diese Themen zu bringen.

Zudem buchte ich eine Gebärmutterreinigung bei einer Schamanin und fand heraus, dass all die Schwangerschaften, die ich gefühlt hatte, auf energetischer Ebene real gewesen waren.

> Meine Gebärmutter war einfach erschöpft und voll von »seelischen Überresten«, wodurch kein Platz mehr für etwas Neues war.

Durch die Frage danach, warum meine Kinderwunschreise so war, wie sie war, und ich keine Schwangerschaft halten konnte, wurde ich über eine Freundin auf die Akasha-Chronik aufmerksam. Obwohl ich vorher noch nie etwas darüber gehört hatte, fühlte ich mich derart gerufen, dass ich schließlich wusste, dass das mein Weg ist. Meine Ausbildung zum Akasha-Chronik-Medium ließ mich selbst die Verbindung zur geistigen Welt herstellen und ich erhielt endlich Antworten auf meine Fragen. Dadurch habe ich heute eine ganz andere Perspektive auf das Thema Kinderwunsch, weswegen ich das Interview mit der geistigen Welt geführt habe, um diese Perspektive auch mit dir zu teilen. Dieses findest du am Ende des Buches.

Mit meiner ganz persönlichen, spirituellen Perspektive möchte ich mein Kapitel schließen.

Diese Kinderwunschreise war dafür da, mich zurück auf meinen spirituellen Weg zu bringen, mich an all die Fähigkeiten zu erinnern, die in mir geschlummert hatten und die ich all die Jahre nicht zum Wohle aller genutzt hatte. Dank dieser Zeit habe ich so unglaublich viele Dinge gelernt, mit denen ich heute anderen Menschen helfen kann, denn die Wahrheit ist: Unsere Seele hat einen bunten Blumenstrauß an Erfahrungen mit auf diese Erde gebracht und das hat auch einen Einfluss darauf, ob wir Kinder bekommen (können/wollen) oder nicht.

Die Kinderseelen, die mir die Erfahrung von Fehlgeburten beschert hatten, waren meine persönlichen Wegweiser auf dieser Reise. Sie zeigten mir, wohin mein Weg mich führen sollte oder eben auch nicht. Ich durfte ihnen in der Kürze der Zeit das geben, was sie für ihren weiteren Seelenweg brauchten: das Geschenk der bedingungslosen Liebe einer Mutter – und das machte ich unglaublich gerne, auch wenn es für mich in dem Moment sehr schmerzhaft war.

Dank ihnen weiß ich auch, dass ich die Gabe habe, mit Kinderseelen zu kommunizieren, die auf diese Erde kommen möchten – auch mit unseren eigenen zukünftigen Kindern, die zu dem für sie und für uns als Eltern richtigen Zeitpunkt kommen werden.

Ich habe verstanden, dass ich erst diesen spirituellen Weg gehen musste, damit ich die spirituelle Mutter sein kann, die sich unsere Kinder wünschen, und sie die Erfahrungen mit uns als Eltern machen können, die sie machen möchten.

Ich habe verstanden, dass diese Kinder in ein anderes Umfeld als dem, was wir ihnen all die Jahre bieten konnten, geboren werden wollen.

Ich habe verstanden, dass es gut ist, wie es ist, und deswegen blicke ich heute mit Frieden auf unsere Kinderwunschzeit.

Und das Wichtigste ist: Ohne diesen Kinderwunschweg würdest du dieses Buch jetzt nicht in den Händen halten – ein sehr wertvoller Gedanke für mich, denn es verbindet die Frauen in Liebe miteinander, die ein ähnliches Schicksal teilen, und öffnet den Raum für Veränderung in dieser Gesellschaft.

So gehe ich mutig und selbstbestimmt weiter meinen Weg mit einem Lächeln im Gesicht und danke unseren zukünftigen Kindern dafür, dass sie meine größten Lehrer waren, sind und sein werden.

Von Herzen alles Liebe für dich
Marie

Was mir geholfen hat – meine drei Tipps für die Kinderwunschzeit

1. Höre bedingungslos auf dein Gefühl, egal, was andere sagen.

Am Anfang habe ich die Verantwortung an andere abgegeben und geglaubt, dass sie mir den richtigen Weg weisen können. Heute weiß ich: Niemand kann dir sagen, was passend für dich ist. Keine ist wie du. Du und dein Körper seid einzigartig. Daher kannst auch nur du entscheiden, welche Schritte auf der Kinderwunschreise richtig für dich sind. Hol dir deine Macht zurück.

2. Gehe offen mit dem Thema um und rede darüber.

Das ist sicherlich nicht für jede etwas. Für mich war es aber im Nachhinein viel schwieriger und anstrengender, den Schein aufrechtzuerhalten und mir ständig Ausreden einfallen zu lassen, als einfach ehrlich zu sein und offen darüber zur reden. Gleichzeitig hat es mir auch gezeigt, wie viele Frauen dieses Thema betrifft, und mich dazu inspiriert, dieses Buch zu schreiben.

3. Erlaube dir, alles zu fühlen, und verurteile dich nicht.

Natürlich war es immer mal wieder schwierig, zu erfahren, dass jemand schwanger war. Das hat mich traurig gemacht, weil mir dadurch bewusst geworden ist, was mir in dem Moment fehlte, und das ist vollkommen okay. Am Anfang habe ich mich dafür verurteilt und es dadurch noch schlimmer gemacht. Mittlerweile bin ich mitfühlender mit mir geworden und erlaube mir jedes Gefühl. Das hat es so viel leichter gemacht.

Über Marie-Christin Holland

Hallo, ich bin Marie, 38 Jahre alt und wohne seit kurzem mit meinem Mann und unserem Hund in der Schweiz. Hier möchte ich einen Ort erschaffen, an dem die Einzigartigkeit jedes einzelnen Menschen Platz hat. In dem Zuge wird ein Ort für Kinder entstehen, an dem ihre einzigartigen, spirituellen Gaben und Fähigkeiten gesehen und gestärkt werden. Denn unsere Gesellschaft braucht keine Kopien mehr, sondern einzigartige Menschen, die genau damit die Welt zu einem besseren Ort machen, und das beginnt bei den Kindern.

Durch meine Fehlgeburten und die Kinderwunschzeit habe ich zurück in meine einzigartige Magie und Spiritualität gefunden. Diese lebe ich unter anderem in meiner spirituellen Online-Community, in der ich gemeinsam mit anderen Frauen für eine neue und bessere Welt vorangehe. Seit kurzem biete ich 1:1-Kinderseelenreadings und eine energetische Schwangerschaftsvorbereitung an, bei denen sich Frauen mit ihren (zukünftigen) Kindern verbinden können. Weitere Seminare sowie Onlinekurse im Bereich Kinderseelenkommunikation sind in Planung.

Das Buch »Kinderwunsch ist scheisse & du bist nicht allein« ist mein Herzensprojekt, weil ich aus eigener Erfahrung weiß, wie einsam die Kinderwunschzeit sein kann und wie wichtig es für jede Frau ist, diese Zeit als Teil des Weges zu akzeptieren und zu verarbeiten. Mit dem Buch biete ich anderen Frauen den Rahmen dafür.

Wenn du Kontakt zu Marie aufnehmen möchtest, scanne gerne den folgenden QR-Code oder gebe die folgende URL in deinen Browser ein:

www.mariechristinholland.com/
kinderwunschbuch-autorinnenliste

Mama vom Wunder und vier Sternchen

von Elsa Eilzer

Mein Name ist Elsa. Ich bin Mensch, (Ehe)Frau, Mutter, Tochter, Schwester und ich denke, vom Alter her etwa bei der Hälfte meines Lebens angekommen zu sein. Die erste Hälfte war geprägt von unglaublich vielschichtigem Lernen und dem Üben von Geduld.

2019 machte mich unser Wunder an der Hand zur Mutter. Eine weitere Seele hatte sich schon vier Mal angekündigt. Vier Mal hatte ich die Hoffnung gehegt, dass sie sich für uns entschieden hatte, zwei Mal war bereits ein Herzschlag im Ultraschall zu sehen, doch jedes Mal hatte sie sich vor der 9. Schwangerschaftswoche wieder verabschiedet. Ich war durch Wut, Trauer gegangen, hatte mein komplettes Leben hinterfragt und Sorge gehabt, aus dem schwarzen Loch nie wieder hervorkommen zu können. Zu groß war der Schmerz über den Verlust gewesen.

Nachdem die vierte kleine Seele ihren Weg nicht zu uns gefunden hatte, besuchte ich eine Kinderwunschklinik. Mein Partner und ich ließen viele Untersuchungen über uns ergehen, alle ohne Befund.

Ich spüre, dass wir nicht vollständig sind! Ich weiß, dass da noch jemand wartet, unser Spirit Baby. Es weist mir seit mittlerweile zwei Jahren meinen Weg.

Bewusst war mir das nicht von Beginn an, dass mir die Seele den Weg leitet. Rückwärts betrachtet verstehe ich mein Leben nun sehr wohl. Viele Puzzleteile finden sich zusammen und fügen sich zu einem wunderbaren Bild, welches mein Herz erwärmt. Ich darf durch mein Spirit Baby wachsen, darf lernen, heilen und das Wissen weitergeben. Ich darf Menschen begleiten, sie stärken und ihnen das Gefühl geben, nicht allein zu sein – als Birthkeeperin, Sozialarbeiterin und als Krankenschwester. Meine Trauer darf nach und nach der Dankbarkeit weichen. Bitte versteh mich nicht falsch, ich trauere – immer mal wieder. Sie dürfen nebeneinanderstehen, die Trauer und das Wachstum.

Jede Träne reinigt mich, jeder Austausch heilt, und zwar nicht nur mich!

Erst vor zehn Jahren begann ich, mich mit mir selbst zu beschäftigen. Ich besuchte eine Therapie und durfte den Eisberg durch den grauen Nebel erahnen, ihn auf mich zukommen lassen und ihn berühren, ja, vielleicht sogar ankratzen. In den letzten zwei Jahren sah ich die Tiefe des Eisbergs. Es traten Menschen in mein Leben, die mir so viel Liebe schenkten, mich stärkend in meinem Wachstum begleiteten und mich auffingen, als ich wieder den Halt verlor. Ich wäre töricht, wenn ich denken würde, dass mein Wachstum nun abgeschlossen sei. Nein. Ich stehe hier mit offenen Armen und warte geduldig auf meine nächste Aufgabe. Ich spüre, dass mein Spirit Baby noch viel mit mir vorhat, und ich vertraue, dass alles gut wird.

Diese Zeilen schreibe ich aus dem Gefühl heraus, anderen Betroffenen zu helfen, sich selbst und das wunderbare Leben während der Kinderwunschzeit nicht aus den Augen zu verlieren.

> Auch wenn die Kinderwunschzeit scheiße ist, hat sie in meinen Augen dennoch unendlich viel Potential.

Es dürfen sich neue Wege öffnen, wenn du dazu bereit bist. Wenn du deinem Spirit Baby folgst, es annimmst und mit ihm in Kontakt trittst. Und du bist nicht allein. Schreib mich oder eine der anderen wunderbaren Frauen gerne an. Wir heilen gemeinsam, wenn du magst.

Ich möchte an dieser Stelle gerne von der kleinen Alleingeburt meiner Tochter Lena in der 12. SSW berichten: Nach der Geburt unseres ersten Wunders menstruierte ich 13 Monate nicht. Als ich im August 2020 das erste Mal wieder blutete, begann unsere nunmehr zweieinhalbjährige Kinderwunschreise. Im Januar 2021 durften wir einen positiven Test in der Hand halten und sofort fing ich in Gedanken an, zu planen, zu welchem Zeitpunkt das Kind etwa das Licht der Welt erblicken würde. Ich lag die ganze Nacht wach. Vor Freude und Aufregung und vor Glück. Dieses Hoch an Gefühlen dauerte aber leider nicht lange an. Am nächsten Abend bekam ich Unterleibschmerzen und begann, so stark zu bluten, dass ich wusste, dass es sich die kleine Seele anders überlegt hatte.

> In dem Moment brach eine Welt für mich zusammen. Ich war überrascht, wie sehr es mir den Boden unter den Füßen wegzog, war ich doch nur so kurz schwanger gewesen. Ich zog mich zurück, nahm mir Zeit für mich und weinte viel.

Vier Monate später durfte ich erneut positiv testen. Diesmal kündigte sich die Seele in meinen Träumen an. Ich träumte kurz nach meinem Eisprung, dass ich Zwillinge erwarten würde. Kurz darauf hatte ich einen Traum, in dem mich eine der Seelen in Form eines betenden Engels aus meinem Oberkörper heraus verließ. Das verunsicherte mich kurz, dann erinnerte ich mich an den Zwillingstraum. Ich beruhigte mich damit, dass einer der Zwillinge weiter in mir heranwachsen würde. In einem dritten Traum kündigte die Seele ihren Namen an: »Lena«. All das geschah zwischen dem Eisprung und dem Ausbleiben meiner Menstruation. Die ersten Tage waren wir etwas skeptisch. Sollten wir uns freuen? Durften wir unsere Vorfreude zulassen? Wollten wir unsere Freude mit anderen teilen? Wir entschlossen uns dazu, mit unseren Freunden offen über die erneute Schwangerschaft zu reden. Mit dem Hintergrund, dass wir uns zusammen freuen und gegebenenfalls gemeinsam trauern könnten.

An dem Tag, als wir das Herz von Lena im Ultraschall schlagen sahen, waren wir beruhigt(er). Ich nahm das Gefühl an, schwanger zu sein, und versuchte, zu vertrauen. Jeden Tag ein bisschen mehr. Wir fuhren als Familie nach Österreich in den Urlaub, gemeinsam mit Lena im Bauch.

> Langsam, aber sicher wuchs auch mein Bauch immer mehr, das gab mir die Sicherheit, dass alles in Ordnung war. Mir war morgens übel, ich war müde und ich freute mich sehr über die Symptome ... Vom einen auf den anderen Tag aber waren sie weg.

Kurzzeitig verunsicherte es mich, dann richtete ich meine Aufmerksamkeit darauf, dass schon alles gut sein würde. Ich wusste, dass jede Schwangerschaft anders war und auch ohne Übelkeit ein gesundes Baby in mir heranwachsen konnte. In der Mitte des Urlaubs hatte ich das Bedürfnis, ins Krankenhaus zu fahren und nachschauen zu lassen, ob alles in Ordnung war. Ich überhörte meine Intuition erneut und verwarf diesen Gedanken schnell.

Als wir wieder zu Hause waren, ich war in der 11. SSW, berichtete ich nach und nach mehr Menschen davon, dass ich bald wieder Mama werden würde. Vom einen auf den anderen Tag ließ ich es sein. Es fühlte sich plötzlich nicht mehr richtig an. Ich wollte noch ein paar Tage warten, bis ich meinen nächsten Termin bei der Gynäkologin hatte, um ganz sicher zu sein, dass alles in Ordnung war mit dem Baby. Als ich direkt nach dem Termin wieder begann, die »frohe Botschaft« zu verkünden, entdeckte ich am späten Abend, mein Mann war nicht zu Hause, frisches hellrosa Blut beim Abwischen nach dem Toilettengang. Ich wusste, dass dies ganz normal sein kann, aber erneut meldete sich meine Intuition, ich wurde unsicher. Ich kontaktierte meinen Mann und fuhr in die Klinik zur Kontrolle.

> Hier machte ich einen großen Fehler. Ich lehnte das Angebot meiner Freundin ab, mich zu begleiten.

Noch immer konnte ich nicht akzeptieren, was meine Intuition mir schon lange sagte, wollte ich doch nur kurz das Herz von Lena schlagen sehen, um beruhigter zu sein. Wenn ich diese Zeilen schreibe, überrascht es mich selbst, dass ich noch nicht so weit war, all die Zeichen des Universums und meiner Intuition lesen zu können.

In der Klinik musste ich nicht lange warten und eine sehr empathische Ärztin, die ich schon von meiner ersten Schwangerschaft kannte, ultraschallte mich.

> Ich habe sofort gewusst, dass etwas nicht stimmt. Ich sah das Herzchen nicht schlagen. Ich glaube,

sie gab mir Zeit, es selbst zu begreifen und auszusprechen. Sie erklärte mir dann, dass Lenas Herz wohl in der 9. SSW aufgehört habe zu schlagen.

Das war im Urlaub gewesen, als ich das Gefühl gehabt hatte, einen Ultraschall machen zu müssen. Ich war wie gelähmt, weinte und spürte wenig. Die Ärztin, der ich noch immer unglaublich dankbar bin, sprach ganz liebevoll mit mir und fing mich sanft auf. Sie zählte Möglichkeiten auf, wie es nun weitergehen könnte. Zum Glück war ich in einer anthroposophischen Klinik, so wurde mir nicht sofort zu einer OP (Ausschabung) geraten. Ich entschied mich, zu warten. Für mich war es wichtig, Lena zu sehen und mich würdevoll von ihr zu verabschieden.

Ich sprach mit meiner Gebärmutter und bat sie darum, Lena loszulassen. Ich berichtete ihr, dass ich in 14 Tagen einen neuen Job anfangen würde und bis dahin unsere Tochter gerne geboren hätte, da ich mich auf keinen Fall einem operativen Eingriff unterziehen wollte. Nur zwei Tage später begann ich, zu bluten, ich war so dankbar dafür. Zur Nacht wurden die Schmerzen und auch die Blutung weniger. Mein Körper ließ mir Zeit. Zeit, um Kraft zu tanken, für den nächsten Tag. Den Tag von Lenas Geburt.

Es war der 17.07.2021, vier Tage vor dem zweiten Geburtstag unseres ersten Wunders. Ich wachte mit Schmerzen und stärkeren Blutungen auf. Bei jedem Gang zur Toilette untersuchte ich, ob unsere Tochter schon geboren wurde. Schließlich wusste ich nicht, wie sich das anfühlen würde oder wie groß Lena war. Am frühen Nachmittag, nach der Einnahme von Schmerzmedikamenten und mit einer Wärmflasche auf dem Bauch, hatte ich das Verlangen danach, baden zu gehen. Ich bat meinen Mann darum, Wasser einzulassen. Die Schmerzen wurden stärker und intensiver. Als die Badewanne vollgelaufen war, stand ich auf und verspürte einen Druck, als hätte sich gerade ein großes Koagel (Blutgerinnsel) gelöst. Ich ging langsam ins Bad und spürte, wie das Koagel durch den Muttermund nach außen rutschte. Es fühlte sich größer an als alle anderen zuvor. Es war 15 Uhr (66 Stunden, nachdem ich mit meiner Gebärmutter gesprochen hatte) und ich wusste, dass ich sie nun geboren hatte. Ich war überrascht, wie groß die Fruchtblase war. Darin lag Lena.

> Ich schnitt die Fruchtblase vorsichtig auf und begutachtete meine Tochter. Sie war etwas größer als ein Gummibärchen. Sie hatte Finger, Zehen, eine Wirbelsäule und ein Gehirn, einen großen Kopf und dunkle Augen. Meine Tochter Lena war perfekt.

Ich weinte vor Freude. Vor Freude, dass ich sie halten, sehen und mich verabschieden konnte.

Ihr zauberhaftes kleines Herz hatte in SSW 8+5 aufgehört, zu schlagen. Ich sah, wie perfekt sie war. Es kam mir vor, als kicherte sie ganz schelmisch vor sich hin, sie wusste zu dem Zeitpunkt schon genau, auf welchen Weg ich mich dank ihr begeben würde. Ich sah mir ihre fast unsichtbaren, hauchzarten Fingerchen und Füßchen an. Ihre kleinen Ohren, ihr Gehirn, das bereits so weit entwickelt schien, und ihre noch so instabile und doch schon angelegte Wirbelsäule. Geschützt war dieses kleine Wunder in einer im Durchschnitt etwa 6 cm großen Fruchtblase. Darin lag sie ganz sanftmütig und schwerelos und schimmerte leicht hindurch.

Ich fotografierte sie, da mein Mann es noch nicht schaffte, sie anzusehen. Danach bettete ich sie auf Mondsteinen und legte Lavendel zu ihr in die Holzschachtel. Mein Mann und unser erstes Wunder bemalten ein Stück weiches Papier für Lena, mit dem wir sie bedeckten. Anschließend fuhren wir mit ihr in den Wald. Ich hatte schon eine Stelle im Kopf, an der ich Lena begraben wollte. Mein Sohn und mein Mann gruben an einer großen Eiche, umgeben von Moos und Blaubeeren, ein Loch und gemeinsam gaben wir die Erde über die kleine Holzschachtel.

> Es fühlte sich so gut und richtig an und es fiel mir schwer, mich von der Stelle wegzubewegen.

An diesem Tag, dem Tag ihrer Geburt, war ich noch voller Oxytocin, wie im Rausch. Ich war stolz auf mich und meinen Körper, das alles allein geschafft zu haben. Etwa 24 Stunden später holte mich die Trauer ein, doch ich konnte sie nicht zulassen. Ich hatte das Gefühl, stark sein zu müssen, mein Sohn hatte schließlich bald Geburtstag und ich musste noch so vieles organisieren. Vier Tage nach der Geburt, am Ende des Geburtstages unseres ersten Wunders, überwältigte mich die Trauer dann. Ich war einige Tage wie gelähmt. In einem tiefen schwarzen Loch. Die Tränen liefen unkontrolliert meine Wangen herab. Ich wollte nicht reden und niemanden sehen. Ich wollte für mich sein. Allein. Den Verlust verarbeiten.

Was mir in der Zeit danach half, war, offen und ehrlich über mein Erlebnis zu sprechen.

> Kleine Geburten (ich mag das Wort Fehlgeburt nicht) dürfen in der heutigen Zeit kein Tabuthema mehr sein!

Ich sprach also mit Freunden, wo ich nur konnte. Jeder sollte wissen, dass ich meine Lena geboren hatte! Allein und zu Hause! Ich möchte, dass ich auf Lena angesprochen werde, ich möchte, dass sie nicht vergessen wird. Ich möchte, dass keines meiner Kinder vergessen wird, waren sie auch noch so klein! Ich wünsche mir, am Todestag mit meinen Freundinnen essen zu gehen und an sie zu denken. Und ich freute mich sehr, als ich von Menschen um mich herum kleine Aufmerksamkeiten erhielt, wie beispielsweise eine Tasse mit zwei Sternen und einem Regenbogen, unter dem ich mit meinem Mann und meinem Wunder saß. Zur Geburt eines lebenden Babys bekommen Frauen unendlich viele Aufmerksamkeiten, bei einer kleinen oder stillen Geburt nichts. Das sollte geändert werden!

Zwei Monate nach meinem Geburtstag besuchte ich online einen Sternenmama-Kreis. Wir arbeiteten mit ätherischen Ölen, einer Gebärmuttermassage und Affirmationen.

> Dank dieser Gemeinschaft unter Frauen wurde es besser, Tag für Tag ein Stückchen. Ich hatte das Gefühl, nicht allein zu sein!

Ich durfte im Podcast »Birth Gossip« mit Antonia Unger und Frauke Ryan über meine Geburt von Lena sprechen und so Frauen helfen, die selbst vielleicht keine Kürettage (Ausschabung) haben wollen. Aus dieser tragenden Erfahrung heraus entstand mein Podcast »Lasst mal drüber reden«, in dem Betroffene Frauen von ihrem Weg zur Sternenkindmutter berichten können. So ergab der Tod von Lena für mich ein »sinnhaftes« Ende: Lena und ich können andere Frauen unterstützen.

Die Kinderwunschzeit hat mich geprägt, sie hat mich wachsen lassen. Und dafür bin ich meinem Spirit Baby sehr dankbar. Auch, dass es mich zu dir geführt hat, liebe Marie. Ich empfinde pure Dankbarkeit dafür, dass du mir die Möglichkeit gibst, meine Erfahrung zu teilen, in der Hoffnung, dass sie ganz vielen Frauen Kraft gibt und sie wachsen lässt.

Was mir geholfen hat – meine drei Tipps für die Kinderwunschzeit

1. Du bist nicht allein, bitte vergiss das nie!
In diesem Buch lernst du wunderbare, kraftvolle Frauen kennen und es gibt noch so viele mehr da draußen, die auch diesen Weg gehen mussten oder vielmehr durften. Uns alle verbindet der tiefe Wunsch nach einem Kind an der Hand – nach einer intakten und leichten Folgeschwangerschaft. Jede mit ihrer eigenen, ganz individuellen Geschichte. In der Kinderwunschzeit kann es zu vielen schweren, düsteren Momenten kommen. Sich darüber mit Frauen auszutauschen, die selbst durch dieses tiefe Tal der kleinen oder stillen Geburt gingen, hat mir enorm geholfen. Dieses Gefühl, nicht allein zu sein, verbindet und heilt uns alle ein Stück weit. In diesem Sinne: Lasst mal drüber reden!

2. Zyklisches Leben.
Als ich begann, mich mit meinem Zyklus zu verbinden und mich den verschiedenen Typen, die ich im Zyklus bin, hinzugeben, sie anzunehmen und jede Phase zu schätzen, sie zu würdigen und sie zu ehren, wurde ich freier und lernte mich auf einer ganz anderen Ebene kennen und schätzen. Ich tat mir und meiner Körperin damit etwas Gutes. Ich habe mich und meine Bedürfnisse gesehen, sie erfüllt und bin mit mehr Freunde in die Phasen des Zyklusses getaucht.

3. Was ist dein »Warum willst du ein Kind«?
Die Frage klingt im ersten Moment wohlmöglich provokant oder verletzend. Vielleicht denkst du jetzt an diese gern benutzte Floskel: »Lass einfach los.« Ich muss geste-

hen, dass sie mich sehr getroffen hat. Als ich mich dann aber wahrhaftig fragte, welche Aufgabe ein weiteres Kind habe, ob es eine Aufgabe habe, ob es eine Lücke füllen oder meinen Kinderwunsch befriedigen oder mich wachsen lassen oder gar vorhergegangene Geburten heilen solle, ist etwas in mir passiert. Die Fragen gingen tief, bereiteten Schmerzen, gleichzeitig durfte ich mich mit mir verbinden und dann mit offenen Armen dastehen und eine Seele einladen, bei mir einzuziehen, um in mir heranzuwachsen. Plötzlich hatte ich wieder Freude am Sexleben. Das Krampfige in der Kinderwunschzeit wurde durch Lust ersetzt und ein Hauch von Leichtigkeit durfte wieder einziehen.

Über Elsa Eilzer

Wer steckt eigentlich hinter dem Namen Elsa Eilzer? Ich bin Krankenschwester, Veranstaltungskauffrau, Erzieherin und Sozialarbeiterin. Es zeigt auf, dass ich das Leben annehme und das Meistern von Herausforderungen eine meiner besten Disziplinen ist. Immer und immer wieder. Ich sehe diese Hürden als Aufgaben, die ich meistern darf und an denen wachsen kann. Und Wachstum hört bekanntlich nicht auf, würde auch irgendwann langweilig werden, oder? Einen enormen Wandel in meinem Leben, eine Transformation, habe ich mit der Geburt meines Wunders an der Hand durchlebt. Es haben sich Türen geöffnet, die ich rückblickend verstehe und annehmen darf. Eine sehr wichtige Person, zu der mich mein Wunder führte, war Antonia Unger, bei der ich nach der letzten kleinen Geburt eine Ausbildung zur Birthkeeperin absolvieren durfte. Meine Kinder haben mir gezeigt, dass ich meine Erfahrungen mit meinem (Ur-)Wissen, meiner Intuition, verbinden darf. Ich begleite nun Frauen in Kinderwunsch, Schwangerschaft, (Haus- und Allein-)Geburt und Wochenbett. Dabei habe ich mich auf Frauen spezialisiert, die ihre Kinder gehen lassen müssen. Was aber Frauen mit lebenden Kindern in einer Folgeschwangerschaft (nach Verlust) nicht ausschließt!

In meinem Podcast »Lasst mal drüber reden!« (überall, wo es Podcasts gibt) gebe ich Frauen die Möglichkeit, über ihre kleinen und stillen – gerne auch selbstbestimmten – Geburten am Rande des Systems zu sprechen. In der Gesellschaft haben sie häufig viel zu selten die Möglichkeit, offen über den Verlust zu sprechen.

Im Traum verriet Lena mir damals ihren Namen. Das lateinische Wort »lena« bedeutet »Kupplerin«. Wie passend, denn für mich ist Lena eine Botschafterin. Und ich danke Marie so sehr, dass sie mit ihrem Platz auf dem Cover nun auch die Botschafterin dieses Buches ist.

Kleine Geburten sind KEIN Tabuthema!
Jedes noch so kleine Leben ist wichtig!
Lena ist (m)eine Variation von normal.
Du bist nicht allein und gemeinsam dürfen wir heilen!

Magst auch du über deinen Weg der kleinen oder stillen Geburt berichten? Melde dich gerne bei mir. Du darfst auch auf meinem Instagram Profil vorbeischauen oder mich per E-Mail kontaktieren. Ich freue mich auf dich!

Wenn du Kontakt zu Elsa aufnehmen möchtest, scanne gerne den folgenden QR-Code oder gebe die folgende URL in deinen Browser ein:

www.mariechristinholland.com/
kinderwunschbuch-autorinnenliste

Außerdem möchte ich dich einladen, Lena kennenzulernen. Sieh dir gerne ihr Foto an, wenn du dich dafür bereit fühlst. Sieh dir an, wie perfekt sie ist. Du findest es unter meinem Namen in der Autorenliste.

»Ich dachte immer, Kinderkriegen wäre das natürlichste der Welt … Na ja.«

von Lea Epp

Mutterwerden war schon immer mein Wunsch. Es hatte keinen Zeitpunkt gegeben, an dem ich mich bewusst dafür entschieden hatte. Ich wollte es einfach schon immer. Natürlich war es mir wichtig, vorher mit der Ausbildung/dem Studium fertig zu sein und den richtigen Mann gefunden zu haben, aber meine Mutter wiederum hatte mich mit 25 Jahren bekommen und das konnte ich mir auch vorstellen. Als ich dann mit 31 Jahren heiratete und schon sechs Jahre über meiner selbst gestellten Zeitrechnung lag, versuchten wir direkt, schwanger zu werden. Ich war mir so sicher, dass das tolle Abenteuer Mutterschaft sofort beginnen würde. Meine Frauenärztin gab mir auch grünes Licht und ich hätte schon einen Strampler kaufen können.

Aber die Periode kam jeden Monat … pünktlich! Meine Frauenärztin machte mir weiter Mut. Ich hätte zwar eine kleine Verformung an der Gebärmutter, aber die hätten viele Frauen und die würden trotzdem normal schwanger. Außerdem brauche man durchschnittlich ein halbes Jahr, um schwanger zu werden.

Mein Umfeld fing an, mir helfen zu wollen, und ich hörte immer häufiger die Sprüche:

»Fahrt doch einfach mal in den Urlaub und entspannt euch.«

»Wenn du nicht mehr daran denkst, passiert es ganz von allein.«

»Ihr seid noch jung.«

Mir half das gar nicht. Es setzte mich nur noch mehr unter Druck. Wie soll man seine Gefühle und Wünsche denn ausschalten und absichtlich vergessen?

Nach einem Jahr und fünf Monaten unerfülltem Kinderwunsch überwies mich meine Frauenärztin an eine Kinderwunschklinik. Dort wurden viele Tests gemacht: Blutuntersuchungen, Eileiterdurchlässigkeit, Spermiogramm, Bakterien in der Scheide und so weiter. Alles war gut, alles war genau richtig. Aber warum wurden wir dann nicht schwanger? Auch hier war meine Verformung in der Gebärmutter mit dem Septum nicht wirklich ein Hindernis. »Es gibt viele Frauen, die damit problemlos Kinder bekommen.«

Eine Sache war ab jetzt aber neu: Ich ging jeden Monat zur Zeit des Eisprungs in die Praxis. Dann sagte mir der Arzt, in welchem Zeitraum wir am besten Sex haben sollten, ab wann ich vaginal das Medikament Progesteron nehmen und ab wann ich einen Schwangerschaftstest machen könnte. Das Progesteron sollte die Einnistung und die Entwicklung unterstützen.

Sex war schon länger nur noch ein Begleiter, um endlich schwanger zu werden, aber jetzt, wo wir richtig nach Plan Sex haben sollten, war die Romantik total raus.

Mein Mann und ich waren füreinander da, redeten viel und ließen uns nicht unterkriegen. Sex, der nur für uns war, hatten wir zum Beispiel an einem anderen Ort als den Sex, der zum Kinderkriegen gedacht war. Diesen Tipp hatte ich von meinem Besuch in der Beratungsstelle ProFamilia mitgenommen.

Ich war auf der Suche nach Unterstützung. Ich wollte mich gern austauschen, mich nicht als Versagerin fühlen und irgendwie hören, dass es nicht meine Schuld ist.

Mein Mann sagte es mir zwar und meinte es auch so, aber was wusste der schon :) Eine richtige auf meine Situation zugeschnittene Beratung oder Selbsthilfegruppe gab es bei mir in der Umgebung nicht. Deswegen ging ich zu ProFamilia. Das Gespräch war gut, gab mir aber nicht das, was ich brauchte. Ich fühlte mich allein in meiner Situation. Um mich herum kannte ich nur Frauen, bei denen es sofort bzw. im Zeitraum eines halben Jahres geklappt hatte.

Nach zwei oder drei Zyklen mit Progesteron hatte der Schwangerschaftstest schließlich zwei Striche:

Endlich schwanger! Ich war so glücklich.

Eigentlich hätte ich den Test zur Bestätigung nicht einmal gebraucht, denn meine Brüste taten so weh, dass ich es schon vorher gewusst hatte. Wir hatten es endlich geschafft! Mutterschaft, ich komme!

Der Arzt bestätigte den Test und wir sahen auf dem Ultraschall auch schon eine Fruchthöhle mit Dottersack. Endlich. Die fast zwei harten Jahre waren durchgestanden.

Nach fünf Tagen bekam ich dann leichte Blutungen. Ich ging natürlich sofort zum Arzt. Das Kind war aber noch da. Auf einer Seite meiner Gebärmutter hatte sich das Ei eingenistet und auf der anderen Seite hatte ich Blutergüsse. Das bedeutete aber nicht, dass das die weitere Entwicklung stören musste. Ich wurde krankgeschrieben und sollte mich schonen. Keine Bettruhe, denn Bewegung ist gut, aber keine großen Anstrengungen. In einer Woche sollte ich zur Kontrolle kommen.

> Ich war total fertig. Ich dachte, unser einziges Problem würde darin bestehen, nicht schwanger werden zu können, aber jetzt war ich es endlich und es kam ein neues Problem?

Konnte mein Körper jetzt auch die Schwangerschaft nicht halten? Die Woche bis zum Kontrolltermin war unendlich lang. Ich blutete fast jeden Tag wie bei der Periode und wartete, versuchte, mich abzulenken und nicht verrückt zu werden. Doch plötzlich bekam ich starke Krämpfe. Ich ging zur Toilette und blutete unter Krämpfen alles aus. Einen größeren Teil, der mein Kind hätte sein können, habe ich aus der Toilette herausgeholt und später mit meinem Mann vergraben. Der Arzt bestätigte am nächsten Tag den Abgang.

Ich war am Boden zerstört. Die Schwangerschaft hatte nur sechs Wochen gedauert.

Ich wollte sofort weitermachen. Es hatte ja jetzt funktioniert und es würde wieder klappen. Ich motivierte mich selbst. Und es half. Nach nur zwei Zyklen war ich wieder schwanger, aber es verlief ähnlich. Ich bekam schnell Blutungen, musste mich schonen und lenkte mich auf dem Sofa ab.

Meine zweite Schwangerschaft hielt sieben Wochen und drei Tage. Was war los? Es gab außer den Blutungen keine weiteren Anzeichen, warum mein Körper die

Schwangerschaften nicht halten konnte, und ich konnte nichts verändern, um sie beim nächsten Mal zu verhindern. Darüber hinaus waren leichte Blutungen auch nicht ungewöhnlich.

> Ich war hilflos. Der Natur ausgeliefert. Schon wieder, nein, immer noch! Für alles Mögliche kann man sich einsetzen, sich anstrengen, um etwas zu verändern oder zu bekommen, aber für den Kinderwunsch nicht. Das entscheidet die Natur.

Da ich schwanger wurde, war eine künstliche Befruchtung eigentlich nicht unbedingt nötig. Ich wollte es auch nicht – noch nicht. Ich wollte es erst einmal weiter auf natürlichem Weg probieren.

Dadurch, dass ich mich meinem Umfeld immer mehr öffnete, erfuhr ich, dass es anderen Frauen genauso ging wie mir.

> Meine Gesprächspartnerinnen hatten oft selbst eine Fehlgeburt erlitten oder ihre Mutter, ihre Schwester oder ihre Freundin ... Es passiert ganz oft in unserer Gesellschaft, aber es spricht dummerweise kaum jemand darüber. Warum ist es bloß so ein Tabuthema?

Hätte ich vorher mehr darüber erfahren können, wäre es für mich sicherlich einfacher gewesen. Vielleicht wäre ich ganz anders an den Kinderwunsch herangetreten. Mit mehr Respekt und Geduld, weniger Selbstverständlichkeit. Meine Mutter hatte mich damals ungeplant bekommen und mir nur ihre Erfahrungen weitergegeben, dass ich aufpassen müsse, weil »jeder Tropfen treffen kann«.

> Nach weiteren vier Zyklen war ich wieder schwanger. Ich konnte mich gar nicht mehr so richtig freuen. Sofort ging das Gedankenkarussell los. Ob es diesmal klappt? Wie lange es wohl hält? Haben wir endlich mal Glück?

Wir waren jetzt schon bei zwei Jahren und sieben Monaten unerfüllter Kinderwunschzeit. In unserer Ehe drehte sich alles nur noch um dieses Thema. Natürlich erlebten wir auch schöne Dinge. Urlaube, Konzerte oder Treffen mit Freunden, aber es lag immer der Kinderwunsch über uns. Zum Beispiel wollten wir eine größere Reise planen und ich überlegte sofort, ob das rausgeschmissenes Geld wäre. Was, wenn ich genau dann schwanger wäre und wieder ruhen sollte? Gab es eine Reiserücktrittsversicherung oder sollten wir es gleich lassen? Mit Kind würden wir die Reise nicht mehr machen ...

> Ich ließ mich zum Glück nur selten aufhalten und machte vieles, was wir uns vorgenommen hatten, aber die Gedanken kreisten trotzdem immer nur um den Kinderwunsch ... Was wäre, wenn?

Es war anstrengend, nervig, und ich glaube, ich bin damit auch anderen irgendwann auf die Nerven gegangen.

Die dritte Schwangerschaft verlief ganz gut. Ich muss sagen, ich weiß gar nicht mehr, ob ich Blutungen hatte, wenn ja, dann nicht lange. Es war so weit alles gut. Die Kinderwunschklinik überwies mich schnell an meine Frauenärztin zurück und die begleitete mich weiter. Woche für Woche verging und ich durfte oft zur Kontrolle kommen. Das tat mir sehr gut. Jede Untersuchung war zeitgerecht und nichts war auffällig. Hatten wir es etwa geschafft?

In der zehnten Schwangerschaftswoche fing ich langsam an, zu hoffen und mir Gedanken zu machen, wie wir es der Verwandtschaft sagen wollten. Mit meinen engsten Freunden hatte ich immer sofort über alle Schritte gesprochen, aber es gab auch einige, denen wir es erst mal nicht mitgeteilt hatten.

> Den magischen dritten Monat hatten wir fast geschafft und ich wurde optimistisch.

Dass noch etwas passieren würde, wurde statistisch gesehen immer unwahrscheinlicher, und ich hatte ja bis jetzt auch einen sehr guten Verlauf gehabt. Die Wochen vergingen ohne Komplikationen. Ich kaufte mir ein Schwangerschaftstagebuch, um alles festzuhalten, und bastelte Karten, um damit den Verwandten von unserem Glück zu berichten. Alle freuten sich für uns. Ich war immer mal wieder etwas vorsichtig, aber alles sprach für eine gute Schwangerschaft. Meine Chefin wollte schon mit mir die Vertretung klären, aber das konnte ich noch nicht. Ich wollte erst noch den zweiten großen Ultraschall in der 20. SSW abwarten. Trotzdem ging ich mit meiner Schwester auf einen großen Kinderflohmarkt und holte mir die ersten schöne Sachen für unser Kind. Ich lebte die Schwangerschaft und war glücklich.

Auf den Tag des zweiten großen Ultraschalls hatte ich mich total gefreut. Ich hoffte, das Geschlecht zu erfahren. Mein Mann und ich waren zusammen bei der Untersuchung – zum Glück. Meine Frauenärztin schallte mich und war untypischerweise sehr still dabei. Eigentlich erzählte sie immer, was sie sah.

> Ich wusste sofort, dass etwas nicht stimmte. Als sie dann sagte: »Es tut mir leid, aber ich kann keinen Herzschlag finden«, fing ich sofort an, zu weinen.

Mein Mann forderte sie auf, noch einmal nachzusehen.

Aber es gab keinen Herzschlag.

Unser Kind war gestorben.

Wann genau, war nicht klar. Vor zwei Wochen hatte ich den Herzschlag bei der Hebamme noch gehört.

> Woran unser Kind gestorben war, war auch nicht klar. Auf dem Ultraschall war nichts Ungewöhnliches zu erkennen. Meine Ärztin war sehr mitfühlend und weinte mit uns.

Sie erklärte uns die nächsten Schritte und meinte, dass wir uns Zeit lassen könnten, aber die nächsten Tage ins Krankenhaus gehen müssten, um eine stille Geburt zu erleben. Leider gab sie mir nichts weiter mit und klärte mich nicht über weitere Schritte auf. Ich wusste also nichts über Beerdigungsmöglichkeiten, über Sternenfotografen, über Kleidung, über Hilfsangebote und Institutionen.

Ich bin eigentlich sehr strukturiert, aber ich kam in dieser Situation auch nicht auf die Idee, im Internet zu recherchieren.

> Meine Welt war zusammengebrochen. Ich weinte auf dem ganzen Weg nach Hause und wusste nicht, wie es jetzt weitergehen sollte.

Meine Hebamme erzählte mir am Telefon von den unterschiedlichen Beerdigungsmöglichkeiten. Es war gut, sich darauf einstellen und vorbereiten zu können, aber auch von ihr bekam ich keine weiteren Informationen zu Unterstützungsangeboten. Ich bin jetzt, im Nachhinein, sehr enttäuscht und traurig, nicht mehr Informationen bekommen zu haben, um für mich und mein Kind einen schöneren Abschied hätte erleben zu können. Doch für meinen persönlichen Weg musste es, glaube ich, genau so laufen.

Ich blieb noch eine Nacht zuhause. Das Wissen, ein totes Kind in meinem Bauch zu haben, konnte ich nicht gut ertragen. Ich wollte gern ins Krankenhaus und es gebären.

Im Krankenhaus musste ich zum Glück nicht auf die Neugeborenen-Station oder später in den Kreißsaal. Ich hatte auf einer anderen Station ein Einzelzimmer und mein Mann durfte bleiben. Bis auf die Einleitung, mit einem Gel am Muttermund, passierte alles auf diesem Zimmer. An diesem Tag wurde ich zweimal eingeleitet. Das erste Mal reagierte mein Kreislauf stark drauf und mir wurde schlecht und schwindelig, beim zweiten Mal passierte nichts. Die Ärztin meinte, dass man nicht wisse, wie lange es dauerte, bis die Wehen einsetzten.

Ich hatte aber sofort etwas gespürt und bekam meinen Sohn nach ungefähr 16 Stunden. Die Stärke der Wehen überraschte mich dabei ziemlich.

> Irgendwie hatte ich nicht damit gerechnet, überhaupt Schmerzen zu haben. Es war doch keine richtige Geburt. Aber doch, klar, das war es. Leider eine einseitige Geburt, bei der das Kind nicht mithelfen konnte, aber eine Geburt.

Ohne meinen Mann hätte ich es nicht geschafft. Ich bekam zwar Schmerzmittel, aber war dennoch lange sehr schmerzempfindlich. Warum musste zu dem ganzen seelischem Schmerz jetzt auch noch dieser körperliche kommen? Am Ende der Geburt hatte ich durch die Schmerzmittel gar keine körperlichen Schmerzen mehr und konnte alles beobachten und miterleben.

> Als unser Sohn dann zwischen meinen Beinen lag, fühlte ich mich so unendlich stolz. Er war mein Kind, unglaublich süß und ich hatte ihn geboren. Sein kleiner Körper wirkte vollständig, auch wenn

er noch klein und etwas unförmig schien. Seine Zunge hatte er rausgestreckt, was ihn total niedlich aussehen ließ. Ich war sofort verliebt.

Trotzdem konnte ich ihn nicht anfassen und auch hier erfuhr ich leider vom Krankenhauspersonal keine Unterstützung. Keine Kerze, keine Kleidung, keinen Fußabdruck, kein in ein Handtuch gewickeltes Kind, das ich noch einmal hätte halten können, kein Foto. Wir bekamen zwar Zeit nur zu dritt und ein Foto erbat ich mir von der Hebamme, aber dann musste ich auch schon sofort in den OP, damit die Plazenta herausgeholt werden konnte. Mein Sohn war weg, als ich wieder im Zimmer war. Es war okay für mich. Ich hatte mich vorher verabschiedet und ihn in mein Herz aufgenommen.

Am selben Tag durften wir schon nach Hause.

Meine Frauenärztin schrieb mich krank, so lange ich wollte, denn laut Gesetz hatte ich leider kein Recht dazu, der Arbeit weiter fernzubleiben.

Unser Sohn Tom war noch keine 500 Gramm schwer und ich war nur in der 20. SSW, nicht in der 24. SSW. Dadurch griff der gesetzliche Mutterschutz nicht. Es war der 19.02.2020, kurz vor den ersten Corona-Maßnahmen, und ich bin so dankbar, die stille Geburt mit meinem Mann zusammen erlebt zu haben. Unter Corona wäre das sicher nicht möglich gewesen.

Mein Mann blieb ein paar Tage zuhause und machte Homeoffice, um bei mir zu sein. Das war für mich sehr wichtig, denn ich konnte nicht allein sein. Wenn mein Mann den Raum verließ, musste ich wissen, wann er wiederkam, oder ich begleitete ihn. Auch auf die Toilette. Er war geduldig und für mich da.

Wir trauerten zusammen, auch wenn wir es auf andere Art taten. Ich weinte viel, er lenkte sich lieber ab. Ich suchte Hilfe und wollte darüber sprechen, er lieber nicht. Trotzdem konnten wir miteinander sprechen und taten uns gegenseitig gut.

In meiner Stadt und Umgebung gab es nur ein einziges Unterstützungsangebot für Sterneneltern. Ich habe mich sehr schnell dort gemeldet und wollte den angebotenen Rückbildungskurs für Sternenmütter unbedingt besuchen. Leider kam Corona dazwischen und der Kurs startete viel später als geplant. Trotzdem waren der Kurs und die anderen Frauen, mit denen ich mich austauschen konnte, sehr wichtig für mich. Ich erfuhr von vielen Möglichkeiten und Verarbeitungshilfen. Ein Erinnerungsalbum für Sternenkinder zum Beispiel oder die Möglichkeit, Tom offiziell anmelden zu können. Bei der Anmeldung einer Fehlgeburt erhält man zwar nur eine Bescheinigung und keine Geburtsurkunde, aber diese sieht genauso aus und gibt mir ganz viel Wertschätzung.

Tom ließen wir in einem Sternenkindergrab mit vielen anderen Sternenkindern beerdigen. Wir finden die Vorstellung schön, dass er nicht allein ist.

Schwierig war für mich der erste Muttertag nach Toms Geburt.
War ich Mutter?
War das auch mein Tag?

Mein Umfeld war da keine große Hilfe. Viele konnten mit der Fehlgeburt nicht umgehen. Sie wollten nicht darüber sprechen, taten es ab oder kamen mit nett gemeinten, aber bescheuerten Floskeln. Mit meinem Mann und meinen engsten Freunden konnte ich gut über Tom sprechen und es war schnell klar:

Ich bin Mutter!
Ich bin Mutter von einem Sohn im Herzen anstatt an der Hand und mein Mann gestaltete mir einen wunderschönen Muttertag.

Medizinisch gesehen konnten jetzt – nach der dritten Fehlgeburt – auch weitere Tests gemacht werden, die vorher nicht möglich waren bzw. nun von der Krankenkasse bezahlt würden. Tom hatten wir obduzieren lassen, aber außer dass die Plazenta ihn am Ende nicht mehr gut versorgt hatte, kam nichts Ungewöhnliches dabei heraus. Auch die weiteren Tests waren alle unauffällig. Deswegen beschlossen wir, mein Septum in der Gebärmutter entfernen zu lassen. Alle meinten weiterhin, dass das nicht der Grund sein könne, aber ich musste aktiv etwas tun. Für die Operation fuhr ich nach Hamburg. Alles verlief gut, das Septum konnte größtenteils entfernt werden und nach der Genesungszeit ging es mit dem Kinderwunsch weiter.

Jeden Monat zur Eisprungzeit war ich wieder in der Kinderwunschklinik und bekam die Zeiten genannt: wann wir Sex haben sollten, ab wann das Progesteron genommen werden musste und ab wann ich den Schwangerschaftstest machen konnte.

Jeder Monat war gleich. Hoffnung, Enttäuschung, Blutungen, Ablenkung, Hoffnung, Enttäuschung, ...

Zweimal wurde ich wieder schwanger. Beide Male zwar ohne Blutungen während der Schwangerschaft, aber wieder nicht für lange Zeit. Die vierte Schwangerschaft hielt sechs Wochen und drei Tage und die fünfte Schwangerschaft war genau sechs Wochen lang. Die Operation hatte also nicht wirklich geholfen.

Die erste der beiden Schwangerschaften ging durch

Blutungen von allein ab, bei der zweiten hatte ich kaum Blutungen und der HCG Wert sank nicht, was bedeutete, dass die Schwangerschaft körperlich gesehen noch bestand. Weil es laut Arzt auf Dauer gefährlich sei, drängte er mich nach zwei Wochen dazu, eine Ausschabung vornehmen zu lassen oder ein Krebsmedikament zu nehmen, welches die Fehlgeburt auslösen sollte. Ich entschied mich für das Medikament, auch wenn es eine längere Liste von Nebenwirkungen hatte und mich dazu zwang, drei Monate mit dem Kinderwunsch zu pausieren. Ich hatte aber schon genügend Operationen an meiner Gebärmutter machen lassen und wollte sie nicht weiter reizen. Es ging auch alles gut. Keine Nebenwirkungen und schnelles Einsetzen der Blutungen. Nur musste ich jetzt drei Monate warten. Es kam mir wie eine Ewigkeit vor.

> Ich merkte, dass ich nicht länger so weitermachen konnte. Mein Herz wurde immer wieder gebrochen.

Schon vor der fünften Fehlgeburt informierten mein Mann und ich uns über Alternativen. Adoption oder Pflege hatten wir immer mal wieder besprochen, aber jetzt erkundigten wir uns richtig und führten Gespräche mit Institutionen und dem Jugendamt. Für mich war es eine gute Option. Ich wollte Familie leben und könnte diese auch mit Kindern erleben, »die ein Päckchen mit sich tragen«. Denn man hört ja immer wieder, dass Kinder, die zur Pflege oder Adoption freigegeben werden, unter Umständen schon Einiges erlebt haben können. Mein Mann war unsicher. Wir nahmen uns vor, es noch sechs Monate auf natürlichem Weg zu probieren oder eine weitere Fehlgeburt zu erleiden, bevor wir die Bewerbungsunterlagen anfordern und ausfüllen würden. Bei den Beratungsgesprächen wurde uns empfohlen, mit dem Wunsch nach einem leiblichen Kind abzuschließen, bevor man sich mit der Adoption/Pflege richtig beschäftigt. Der Prozess sollte nicht nebenherlaufen wie eine von vielen Untersuchungen und Tests, sondern die volle Aufmerksamkeit erhalten.

Eine weitere Fehlgeburt mussten wir nicht mehr erleiden, aber als sich das halbe Jahr dem Ende näherte, wurde ich immer trauriger.

> Ich wollte so gern ein eigenes Kind. Nicht unbedingt, weil ich meine Gene weitergeben wollte. Nein, ich wollte eine ganze Schwangerschaft mit Geburt erleben und ein Baby von Anfang an begleiten, aufziehen und es dabei unterstützen, das Leben zu verstehen.

Bei einer Adoption oder Pflege könnte das Kind ja schon fünf Jahre oder älter sein.
Ich wechselte noch einmal die Kinderwunschklinik für eine zweite Meinung. Der dortige Arzt meinte, er hätte alles genauso gemacht, wie sein Kollege, und für den weiteren Weg nur noch drei Ideen: Eine künstliche Befruchtung würde auch er weiterhin nicht für sinnvoll erachten, aber der nächste Eisprung könnte mit einer Spritze künstlich ausgelöst werden, um optimale Bedingungen für ein Zusammentreffen von Spermium und Eizelle zu schaffen. Dadurch erhielte der Versuch die beste hormonelle/medikamentöse Unterstützung und wir wüssten ganz genau, wann wir Sex haben müssten. Außerdem empfahl er mir, meine Vaginalflora aufzubauen. Durch die ganzen Untersuchungen und Operationen könnten Bakterien eingedrungen sein, die eine Einnistung störten. Die dritte Idee käme erst zum Einsatz, wenn ich wieder schwanger wäre. Für diesen Fall empfahl er Infusionen, die eine Art Vitamincocktail enthielten, zur Unterstützung der Schwangerschaft in den ersten zwölf Wochen. Diese würden aller-

dings nicht von der Krankenkasse finanziert. Ich war mit allen drei Ideen einverstanden und freute mich, wieder aktiv etwas beisteuern zu können.

> Im letzten Zyklus, vor Ablauf des halben Jahres, benutzte ich die Spritze, um den Eisprung auszulösen, hatte vorher meine Vaginalflora aufgebaut und wurde wieder schwanger.

Also ging ich alle zwei Wochen zur Kinderwunschklinik und bekam eine Infusion. Alles verlief gut. Keine Blutungen, das HCG stieg passend an und alle Untersuchungen ergaben, dass sich das Baby genauso entwickelte, wie es sich entwickeln sollte – wie bei Tom. Ich freute mich. Es war ein wirklich letzter, richtiger Versuch. Vor Ablauf des halben Jahres und mit den besten Startbedingungen, die ich unserer sechsten Schwangerschaft bieten konnte. Jede Woche durfte ich zur Untersuchung zu meiner Frauenärztin. Das beruhigte mich sehr. Trotzdem ignorierte ich oft den Gedanken an die Schwangerschaft, weil ich große Angst hatte, dass sie frühzeitig zu Ende ging. Viel machen, um sie positiv zu unterstützen, konnte ich auch nicht mehr. Na klar, ich habe keine schweren Sachen gehoben oder Sushi gegessen, aber hauptsächlich waren mein Körper und das Kind an der Reihe, alles miteinander auszumachen.

> Es war schwierig für mich, diese Verantwortung abzugeben, aber es schien zu funktionieren. Woche für Woche, Monat für Monat. Es gab Tage, an denen ich alles schwarzsah oder Träume hatte, von denen ich weinend aufgeschreckte. Aber es ging weiter alles gut.

Es half mir sehr, als ich anfing, das Kind zu spüren. Erst ganz zart und dann immer deutlicher. Dadurch hatte ich eine regelmäßige Sicherheit, dass alles gut war. Mit Tom war ich leider nicht so weit gekommen, dass ich ihn im Bauch gespürt hatte.

Ich bin jetzt 36 Jahre alt, liege elf Jahre über meinem selbst gesteckten Zeitplan, unsere ganze Kinderwunschzeit hat uns über fünf Jahre turbulent begleitet, aber unsere Tochter Sophia ist gesund und glücklich im Mai 2022 geboren. Wir haben unser Regenbogenkind bekommen und werden ihr von Anfang an von ihrem großen Bruder Tom und ihren anderen Geschwistern erzählen.

Was mir geholfen hat – meine drei Tipps für die Kinderwunschzeit

1. Reden.

Es war für mich sehr wichtig, das Tabuthema zu brechen und über die Sorgen und die Last zu sprechen. Einmal für mich, denn darüber zu sprechen, was mich bedrückt, erleichtert das Herz und lässt den Kopf neu ordnen, aber auch für die anderen. Denn ich glaube, dass es mehr Menschen betrifft, als wir denken, und so fühlt sich keiner allein oder unnormal. Und für Nichtbetroffene ist es eine Wissenserweiterung und eine mögliche Vorbereitung.

2. Leben.

Meine Kinderwunschzeit war sehr lang und es war für mich wichtig, dass es auch andere Themen gab, damit ich mich als Person nicht vergaß. Ich wollte trotzdem leben und nicht alles nach dem Kinderwunsch ausrichten, auch wenn er mir sehr wichtig war. Alkohol trinken, große Reisen machen, planen und Verabredungen waren genauso wichtig wie auf meinen Zyklus zu achten und mögliche Medikamente passend zu nehmen.

3. Fühlen.

Es war wichtig für mich, meine Gefühle zu kennen und zuzulassen. Wie weit möchte ich gehen? Mit meinem Körper, mit meiner Seele? Wann ist Schluss? Wann möchte ich eine weitere Meinung/eine andere Unterstützung? Es ist mein Weg und der meines Mannes, nicht der der Ärzte oder der Adoptionsvermittlung. Ich entscheide und das kann ich am besten, wenn ich weiß, was ich fühle. Was auch sehr hilfreich ist, ist Geduld. Aber die besaß ich nicht. Ich freue mich für jede, die sie hat. Vielleicht kannst du dadurch alles etwas entspannter angehen.

Über Lea Epp

Ich bin 1986 geboren, feinfühlig, Sozialpädagogin, strukturiert, reflektierend sowie Katzen- und Keksliebhaberin. Ich lebe mit meinem Mann und meiner Tochter in Bielefeld.

Angeregt durch meine persönlichen Erfahrungen und Weiterbildungen in der Trauerberatung habe ich eine Trauerberatung und Unterstützung für Sterneneltern in und um Bielefeld aufgebaut. Die Begleitung und die Treffen sind kostenlos und richten sich an alle Betroffenen und Angehörigen. Egal, ob der Verlust vor kurzer Zeit war oder schon länger her ist.

Wenn du Kontakt zu Lea aufnehmen möchtest, scanne gerne den folgenden QR-Code oder gebe die folgende URL in deinen Browser ein:

www.mariechristinholland.com/
kinderwunschbuch-autorinnenliste

Gegen jede Regel – Mama trotz PCOS. Eine Geschichte vom Loslassen und Sich-selbst-Finden

von Isabell Demuth

Zwölf.

Mit zwölf Jahren sagte mir das erste Mal ein Arzt, dass ich keine Kinder bekommen könne. Meine erste Periode war mehrere Monate her. Die schlimmsten Schmerzen, die ich bis dahin gespürt hatte – und das nach einem schweren Unfall, der mich beinahe in den Rollstuhl gebracht hätte. Ich weiß nicht mehr, was damals schlimmer war: Die Angst vor der nächsten Blutung oder diese Diagnose. Hingeworfen und kaum kommentiert. Die braunen Augen des gealterten Gynäkologen sahen mich streng über den Rand seiner Lesebrille an. »Soll ich es deiner Mutter noch einmal sagen?« Ich schüttelte den Kopf. Alles in mir sträubte sich dagegen. Ich wollte nicht den mütterlichen Aktionismus wecken, den ich schon erlebt hatte, wenn es um meine Gesundheit ging. Ich war Facharzt-Odysseen und »Kräuterhexen« satt. So sagte ich zuhause nur, dass wir abwarten müssten. Die ersten Perioden seien launisch. Stimmt. Das waren sie.

Meine Pubertät war eine ständige Angst, wann die nächste Blutung wohl kommen möge. Mal nach 35 Tagen. Mal nach 180. »Nein, der weibliche Zyklus dauert immer 28 bis 30 Tage. Solche Frauen sind einfach zu dumm zum Menstruieren«, lautete die Antwort meiner Biolehrerin. Der Sexualkunde-Unterricht erwies sich eindeutig ebenso als Sackgasse, mehr über mein Problem zu lernen, wie die Gespräche mit Freundinnen. Die empfanden eher Neid ob der langen Zyklen und den damit einhergehenden längeren Pausen zwischen den Blutungen.

> Ich fühlte mich falsch in meinem Körper und versteckte ihn lieber. Gefühlt war ich keine Frau und dachte, so würde ich ganz sicher keine werden. Ich konnte mich nicht mit dem Frausein identifizieren, schließlich stimmte doch etwas nicht mit mir.

Unaufhaltsam stieg mit der Pubertät auch mein Gewicht – und meine Unsicherheit. Zum Gefühl, nicht weiblich genug und kaputt zu sein, gesellte sich der Hass gegen meinen dicken Körper. Ich war sportlich aktiv. Ich aß wenig. Doch egal, was ich tat: Das Gewicht blieb. Zur Zyklus-Stabilisierung und Gewichtsreduktion empfahl der Gynäkologe die Pille. Für mich total unlogisch, war das doch ein Verhütungsmittel. Ich lehnte die Einnahme ab. Stattdessen ging wegen meiner unregelmäßigen Zyklen, sehr schweren Blutungen und starken Schmerzen dennoch eine Tour durch die gynäkologischen Praxen los. In der Hoffnung auf eine genauere Diagnose und Selbstfindung wechselte ich die Ärzte wie andere ihre Bettlaken.

Jedes Jahr ein neuer Gynäkologe, jedes Jahr dieselbe Diagnose: Du bist unfruchtbar.

Ich wurde nicht ernst genommen, wenn ich sagte, dass mich die Schmerzen wahrhaftig in die Knie zwangen. Ich war einfach »zu sensibel«. Um mir zu beweisen, dass ich übertreibe, schloss mich sogar einer der Ärzte während meiner Periode zur Wehenmessung ans CTG. Es zeigte geburtsartige Ausschläge. Ein überraschtes Augenbrauenzucken und die Empfehlung von Schmerzmitteln waren leider die einzige Reaktion des Arztes. Ich hätte mir wenigstens eine Entschuldigung oder mehr Verständnis gewünscht. Gebraucht hätte ich weitere Untersuchungen und definitiv keine reine Schmerzlinderung.

Mit 17 hieß es, dass meine Eierstöcke so voller Zysten seien, dass man die Bläschen langfristig immer wieder operativ entfernen müsse. Ich war wie gelähmt. Mit elf Jahren waren mir bei einer Bauchspiegelung »seltsame« Zysten von den Eierstöcken entfernt worden. Hätte ein genauerer Blick das Problem damals schon zeigen können?

Was wäre ich als Jugendliche für die heutigen Recherchemöglichkeiten dankbar gewesen. Damals blieben mir nur die (Schul-)Bibliothek und vereinzelte Webseiten. Und mein eigener Kopf, mit dem ich immer tiefer in den Sumpf dunkler Gedanken sank:

»Du funktionierst nicht.«

»Die Jungs riechen bestimmt, dass du kaputt bist.«

Während meine Freundinnen Sorge hatten, schwanger zu werden, war meine Angst, niemals schwanger zu sein.

Mit 18 nahm ich das erste Mal die Pille. Innerhalb weniger Wochen konnte ich meine Haut wie nach einem starken

Sonnenbrand abziehen. Mein sechster oder siebter Frauenarzt gab mir die Schuld daran. Es wäre die beste Pille auf dem Markt und ich sollte »nicht so pingelig« sein. Er hätte keine Lust darauf, dass ich zukünftig alle drei bis vier Monate zur Abtreibung bei ihm sitzen würde, nur weil ich zu dumm sei, eine Pille zu nehmen. An diesem Tag verließ ich trotz guter Erziehung mit erhobenem Mittelfinger den Raum. Und es tat gut, denn diese unprofessionelle Aussage war für mich ein doppelter Schlag ins Gesicht. Wenige Wochen zuvor hatte auch er mir die Unfruchtbarkeit diagnostiziert und dabei gesagt, dass ich bestenfalls mit intensivster Behandlung und bis spätestens 30 schwanger werden könnte. Er meinte, die seltenen Eisprünge und die damit einhergehenden langen Zyklen lägen daran, dass ich zu wenige Eizellen hätte, die der Körper aufsparte. Als ich fragte, warum 30, lautete seine Antwort: »Das ist einfach so. Nach 30 kann nichts Gutes dabei herauskommen.«

Zwei ungewollte Leben

Ich war also 18 Jahre alt, hatte eine mehrfach diagnostizierte Unfruchtbarkeit, blutete während der Periode mehrere Tage stärker als andere bei der Geburt bei ähnlichen Schmerzen, erlebte Mobbing in der Schule, hatte schwere Depressionen und zusätzlich die Probleme, die man kurz vorm Abi nun mal so hat.

> Und ich hatte eine Deadline. Bis ich 30 war, MUSSTE ich Kinder haben. Dann würde nichts mehr gehen.

Also warf ich mich für den Schein der Normalität in eine Beziehung, die vom ersten Tag an Gift war. Und es war mir egal. Ich war so im Sumpf meiner Depressionen, dass ich es an mir vorübergleiten ließ.

Mein Leben zog fremdgesteuert an mir vorbei, bis sich eines Tages ein Gedanke in meinem Kopf festsetzte. Etwas war anders. Mein Körper war anders. Die Gewissheit einer Schwangerschaft schlug ein wie eine Bombe: Nicht hier. Nicht jetzt. Nicht mit ihm.

Das, was ich immer haben wollte, war mir in den Schoß gefallen. Dieses kleine Wunder weckte intensive Gefühle in mir. Keinen Zwiespalt. Keine Unsicherheit. Keine Angst. Sondern Wut und Entschlossenheit. Ganz klar und faktisch lag mein weiterer Weg vor mir und ich machte mich auf die Suche nach einer Abtreibungsklinik. Die nächsten Wochen waren von Terminen und Recherchen geprägt.

Und dann geschah, wofür ich bis heute dankbar bin: Mein Kind ließ los. Es ersparte mir diesen Weg und ging. Ganz entspannt und selbstverständlich. Und es schenkte mir Mut, Stärke und Lebenswillen.

Endlich Gewissheit

Ich befreite mich aus der Beziehung, zog zurück zu meinen Eltern und nahm mein Leben in die Hand: Job. Ausbildung. Sport. Und Ärzte. Als ich das Sprechzimmer meiner neuen Gynäkologin betrat, musterte sie mich stirnrunzelnd. »Hat man Sie schon auf PCOS untersucht?« Kein Hallo. Es war der erste Satz nach einem Blick auf meinen Körperbau. In aller Ruhe beschrieb sie mir das Polyzystische Ovariarsyndrom, bei dem die Eizellen (vereinfacht gesagt) nicht springen, sondern als Bläschen am Eierstock zurückbleiben. Die Gebärmutterschleimhaut baut sich in Erwartung auf die niemals kommende Eizelle weiter auf bis der Körper die Notbremse zieht und eine Abbruchblutung einleitet. Nun hatte das beobachtete Phänomen also einen Namen. Es dauerte ein paar Tage, dann brachten diverse Untersuchungen Klarheit:

> PCO-Syndrom, Endometriose, Insulinresistenz, Schilddrüsenunterfunktion und Eisenmangel bei gleichzeitiger Unverträglichkeit gegenüber Eisen-Tabletten.

Damals noch unbekannt gehört PCOS heute zu den bekanntesten Ursachen für weibliche Unfruchtbarkeit. Es ist die häufigste Hormonstörung bei jungen Frauen.
Ich bekam Metformin, ein Diabetes-Medikament, das damals Off-Label sehr gute Wirkung beim PCOS zeigte, eine gut verträgliche Pille und ein Schilddrüsen-Präparat. Mit dieser Medikamenten-Kombi und einem professionellen Trainingsplan meiner Physiotherapeutin reduzierte ich trotz der Schwierigkeiten, die PCOS dabei macht, mein Gewicht um 25 kg. »Keine Sorge. Wenn Sie einmal schwanger werden möchten, dann kriegen wir das auch hin.« Sieben Jahre vertraute ich auf diese Aussage meiner Gynäkologin.

Der richtige Zeitpunkt

Kurz nach der Diagnose lernte ich meinen sechs Jahre älteren Mann kennen. Wir sprachen direkt beim ersten Date über unseren jeweiligen Kinderwunsch und auch meine Einschränkungen diesbezüglich.

> Obwohl meine Gynäkologin mir gesagt hatte, dass meine »Deadline« garantiert nicht bei 30 läge, hing dieses Alter noch immer wie eine drohende Wolke über mir. Ich war 22 und dachte jederzeit an mein Verfallsdatum.

Dennoch waren wir uns einig, dass wir uns Zeit lassen. So starteten wir unser Leben zu zweit. Wir mieteten ein Haus, adoptierten einen Hund und bauten unsere Karrieren auf.

Mit 25 und frisch selbstständig sprach ich mit meiner langjährigsten Freundin. »Wenn ihr wisst, dass ihr zusammen ein Kind haben möchtet, dann wartet nicht. Du weißt nie, welchen Weg ihr gehen müsst. Den richtigen Zeitpunkt gibt es nicht.« Ihr Schubser, ihre eigene bis dahin unerfüllte Kinderwunsch-Erfahrung und meine Diagnosen führten dazu, dass wir uns noch an jenem Abend für die Gründung einer Familie entschieden.

Los geht's ... oder doch nicht?

Das Absetzen der Pille tat mir gut, doch schon bald wurden die Zyklen wieder länger, was darauf schließen ließ, dass ich keine oder sehr späte, nicht planbare Eisprünge hatte. Aufgrund der durch das PCOS veränderten Hormonsituation zeigten Ovulationstests bei mir keinen Eisprung an, sodass diese keine Lösung waren. Meine Ärztin empfahl daher ein Zyklusmonitoring. Meine vierteljährlichen Termine bei ihr stimmten mich nach jedem Besuch euphorisch. Vitamine. Folsäure. Urologe für den Mann. Ernährungsumstellung. Temperaturmessung. Geschlechtsverkehr nach Plan (GVNP). Nach jedem Termin etwas Neues. Mehrfach sprach ich eine Kinderwunsch-Behandlung an. Eine gesunde Freundin hatte kurz nach der Geburt ihres Sohnes Clomifen zur Eisprung-Unterstützung bekommen, damit das zweite Kind ganz sicher in ihrer Elternzeit kommt. In PCOS-Onlineforen war das auch sehr verbreitet. Ob das nicht passend wäre? Meine Ärztin lehnte alles ab. Drei Jahre lang ging es immer nur in winzig kleinen Schritten voran, ich fühlte mich hingehalten. Im Freundeskreis ploppten derweil die Kinder heraus. Ich freute mich über jedes, aber die gut gemeinten Ratschläge belasteten uns.

»Wir haben einen Kalender, irgendwo in der Mitte zwischen meinen Blutungen machen wir's halt.«
»Oh, wir haben auch sooo lange an unserem Baby gebastelt. Vier ganze Monate!«
»Weißt du eigentlich, dass man danach den Popo in die Luft strecken muss?«

> Und dann waren da noch die Schwangeren, die ihre »Wehwehchen« beklagten, oder die Eltern, die pausenlos über ihre Kinder schimpften. Sahen sie nicht, welches Glück sie hatten? Nein. ICH sah nicht mehr, dass all ihre Empfindungen eine Berechtigung hatten.

Ich hatte meine Empathie verloren. Leid ist subjektiv und jeder hat ein Recht auf seine Gefühle. Ich war nur noch genervt von allem und sogar sauer auf meinen Mann, dass sein Spermiogramm super und ich allein das Problem war. Wir entschieden uns für eine Ärzte-Pause, um uns die Karten zu legen ... und ein Haus zu kaufen.

Ein Sternenkind

Während der Sanierung ignorierte ich (28) die Müdigkeit und das flaue Gefühl, die mich ständig überkamen. Meine Periode setzte zeitgerecht ein. Nur leicht. Ein rosa Ausfluss und nicht das Massaker, das mich sonst für Tage ans Haus fesselte. Es kam mir komisch vor. Am 10. Blutungstag besuchte ich meine Ärztin. Ohne Untersuchung schob sie es auf den Baustress. Auch am 21. Tag der Blutung nahm sie keine Untersuchung vor. Ich sollte mir Ruhe antun. Eine Schwangerschaft würde sie wegen der Blutungsdauer und meines PCOS zu 100 Prozent ausschließen. Ich verließ mich darauf, bis mich eines Tages schwere Krämpfe plagten.

Ich werde nie vergessen, wie ich unser Kind in der 11. Woche gebar, während nebenan unsere Familie Weihnachten feierte.

Auch heute, sieben Jahre später, sehe ich noch die Fliesen im Gäste-WC vor mir, die ich in meiner Panik anstarrte, während ich Gelächter aus dem Wohnzimmer hörte. Ich konnte es doch nicht einfach in meine Tasche stecken? Es hat mich lange verfolgt, dass ich unser Wunder in diesem Schockmoment einfach heruntergespült hatte. Eine Tatsache, die ich bis heute nicht erzählt habe – auch nicht in meiner ersten Version dieser Geschichte, die ich für das Buch abgeschickt hatte. Doch während ich dieses Buch lektoriere und die Geschichten all dieser Frauen lese, merke ich, dass ich damit nicht allein bin. Und das tut unglaublich gut.

Meine Ärztin erwies sich nach diesem Verlust vor allem als unzuverlässig. Man könne das Kind eh nicht mehr retten, wieso ich so kurzfristig und dann auch noch im Notdienst zwischen den Feiertagen vorbeikommen wolle? (Wofür ist der dann da?) Ich sollte mich melden, falls die Blutung nach drei Wochen noch nicht abgeklungen wäre, um eventuell auszuschaben. Zehn Tage später fand ich mich im Krankenhaus wieder. Kurz vorm Blinddarm-Durchbruch hatte ich es noch zur OP geschafft. Die Schmerzen hatte ich für eine Reaktion auf die Fehlgeburt gehalten. Im Krankenhaus erfüllte man mir den Wunsch einer gynäkologischen Untersuchung. Die Schwangerschaft war noch im Blut nachweisbar, im Ultraschall jedoch nicht mehr zu erkennen. Man vermutete, dass die Blinddarm-Entzündung auf die Gebärmutter übergegriffen und die Fehlgeburt ausgelöst hatte. Ich sollte bei anhaltender Blutung meine Ärztin aufsuchen.

Dieser Fall trat ein, auf einen Termin musste ich weitere zwei Wochen warten, in denen die Blutung endlich endete. An diesem Tag wartete ich über drei Stunden in der Praxis. »Die Schwangeren gehen vor. Die können nicht so lange sitzen«, patzte mich die Helferin an.

Einer Parade gleich schwebten die Kugelbäuche an mir vorbei, während ich immer im Weg war.

Kurzer Ultraschall. Ob ich sicher sei, dass ich schwanger gewesen war? Die Fehlgeburt war fünf Wochen her. Ich sehe bis heute das Bild vor mir, das mir die Wahrheit an Weihnachten offenbart hatte. So klein. So zart. So zerbrechlich. Die Frage, ob ich sicher sei, brach mir das Herz.

An diesem Tag forderte ich eine Kopie meiner gesamten Akte und eine Überweisung in die Kinderwunschklinik ein. Zum Unverständnis der Gynäkologin.

Die Klinik: kurz und gut

Zwei Monate später hatten wir bereits unser Kennenlerngespräch in der Kinderwunschklinik. »Zwei Fehlgeburten im späten dritten Monat? Perfekt. Wir wissen, dass Sie schwanger werden können und ab wann es Probleme gibt.« Ich bekam ein Medikament, um den laufenden Zyklus an Tag 63 zu beenden, im nächsten mit Clomifen (Halleluja!) die Eireifung zu begünstigen und dann mit einer Predalon-Spritze den Eisprung auszulösen. Wow, endlich ging es voran. GVNP und zwei nervöse Wochen, die mit einer Periode nach Plan endeten. Im neuen Zyklus riet man uns bei vier sprungreifen Eizellen von einem Versuch ab, um keine Mehrlingsschwangerschaft zu riskieren. Ich weiß nicht, was uns ritt, es trotzdem zu probieren.

Aber ganz ehrlich: Ich bin in zweifacher Hinsicht dankbar. Dankbar, dass in diesem Zyklus unser Kinderwunsch erfüllt wurde. Und dankbar, dass

> es nur ein Kind wurde. Ich erinnere mich noch genau an den Moment, als sie sich mit starkem Ziehen in meinem Unterleib einnistete. Wir waren mit Freunden am Meer. Ein vollkommener, glückseliger Tag.

Wenige Wochen später saßen wir in der Klinik. Der blinkende kleine Pixel auf dem Bildschirm war wohl das Schönste, was ich bis dahin gesehen hatte. Ich bekam Progesteron. Das Gelbkörperhormon sollte die Schwangerschaft festigen. Auch wir warteten mit der frohen Kunde die obligatorischen drei Monate ab. Nicht wegen einer möglichen Fehlgeburt, sondern für ein wenig Glückseligkeit zu zweit. Das war etwas, das nach all den Jahren der Beobachtung nur uns gehörte.

Unerwartet planlos

Genau am errechneten Entbindungstermin machte sich unser kleiner Wildfang nach einer turbulenten, schwierigen Schwangerschaft mit mehrmonatiger Bettruhe auf den Weg. Ich war 29, unser Haus war kindersicher und ich hatte alles (und noch viel mehr) besorgt, was man für ein Baby im Haus brauchte.

> Als ich sie das erste Mal in den Armen hielt, trafen mich zwei Gedanken ganz extrem: 18 Jahre lang hatte ich mich gedanklich so darauf fixiert, ob und wie ich ein Kind bekommen konnte, dass ich NIE darüber nachgedacht hatte, wie das Leben mit Kind eigentlich wäre und ob ich mich als Mutter eignete.

Ich wusste bis ins kleinste Detail, wie Kinder entstehen, welche Hormone und Vitamine nötig sind, ich konnte meinen Zervixschleim ohne Anfassen analysieren und so vieles mehr. Doch ich hatte mich null damit beschäftigt, was nun eigentlich alles auf mich zukommen würde. Und: Ich hatte 14 Monate zuvor unser Kind verloren. Nach der Fehlgeburt waren wir in Aktionismus verfallen und hatten wenig darüber gesprochen. Es war keine Wochenbettdepression, die mich ereilte. Es war schlicht und einfach Trauer. Während ich meine Tochter stillte, spürte ich, was ich verloren hatte. Dieses verlorene Kind wurde greifbar. Nun verstand ich meinen Verlust und gab mir unter Anleitung meiner Hebamme den Raum, dieses Kind anzunehmen und zu betrauern. Und erlaubte mir auch, mein erstes, geheimes Kind vollkommen in mein Herz zu schließen.

Ein Kind ist kein Kind? Schwachsinn!

Für mich war immer klar, dass ich mindestens drei Kinder möchte. Mit dem ersten Tag meines Kinderwunsches als Jugendliche hatte sich auch diese Zahl in meinen Kopf gebrannt. Doch die ersten Monate mit unserer Tochter ließen mich zweifeln. Würden wir ein weiteres Kind schaffen? Als Eltern? Als Paar? Unsere Tochter schrie viel und schlief wenig. Wir wechselten uns nachts mit ihrer Betreuung ab. Ich ging um 19 Uhr ins Bett, fand nur unterbrochen Schlaf und übernahm sie um 1 Uhr wieder. Während ich allein im Bett lag, hörte ich sie meistens schreien. Nicht, weil mein Mann etwas falsch gemacht hätte, aber sie wollte ihn einfach nicht. Anderthalb Jahre schlief sie fast nur auf mir. Ich trug sie viel im Tragetuch, sogar wenn ich arbeitete, zu Kunden fuhr oder im Garten buddelte. Ich fühlte mich ausgelaugt, hatte chronische Muskelentzündungen und war einfach nur fertig.

> Und ja, ich fragte mich, ob das der Lohn für all diese harten Jahre sein sollte. Für all die Mühe.

Für eine kaputte Jugend und das dauernde Gefühl, dass mir die Zeit davonlief. Bei unseren Freunden sah die Elternschaft so einfach aus.

Kinder schliefen und waren zufrieden. Warum ging alles so kompliziert weiter, obwohl ich es endlich geschafft hatte?

Zwischen Bauchgefühl und Kopfsache

Mit 18 Monaten stillte ich sie ab. Es tat mir in der Seele weh, doch es tat gut. Endlich erkannte sie Papa als gute Option und ich durfte wieder mehr als zwei Stunden am Stück schlafen.

Meine Zyklen waren nach der Geburt ein Traum. Wir sprachen darüber, die Kinderwunsch-Behandlung wieder aufzunehmen. Das Herz schrie jubelnd nach einem weiteren Kind, wenn auch der Verstand seufzend den Kopf schüttelte.

Dennoch wollten wir starten, schließlich konnten Jahre ins Land ziehen. Ich fand einen guten Arzt, mit dem ich bis heute zufrieden bin. Er nimmt mich und meine Empfindungen ernst, hat gute Tipps zum PCOS und reduziert mich nicht nur auf das Übergewicht und andere Symptome. Der erste Beratungstermin bei ihm zur Kinderwunsch-Behandlung zeigte einen frischen Eisprung an, den mein Mann und ich natürlich nicht ungenutzt ließen.

Etwas perplex starrte mich mein Herzensmensch zwei Wochen später an, als er die Mettbrötchen ohne mich essen sollte. Mein Körper hatte es ganz allein geschafft; ohne Medikamente, ohne Zeitplan.

In der zweiten Schwangerschaft ruhte ich trotz des Corona-Wahnsinns 2020 in mir. Ich erlaubte mir, endlich loszulassen. Schmerz und Leid hinter mir zu lassen und auf meine Stärke zu vertrauen. Ich befasste mich mit meinen Geburtstraumata und bereitete mich mit stärkenden Affirmationen auf eine sanfte Geburt vor. Schließlich wurden wir mit einem wunderbaren Sohn und kleinen Bruder beschenkt.

Blick zurück

Wenn ich zurückschaue und an die Geschichten in diesem Buch, aus Selbsthilfe-Foren und von Freunden denke, frage ich mich oft, ob ich überhaupt von einer Kinderwunschbehandlung sprechen darf. Aber Tatsache ist, dass wir vier aktive Kinderwunschjahre hatten, in denen ich unter permanenter ärztlicher Beobachtung stand.

> Vier Jahre lang diktierte eine fremde Person unsere intimsten Zeiten. Vier Jahre war jede Zärtlichkeit damit verbunden, dass wir ein Ziel verfolgten.

Wir wussten, dass es nicht einfach werden würde. Wir hatten darüber gesprochen, wie weit wir bereit sein würden, zu gehen. Wir kannten uns aus mit IVF, ICSI etc., hatten die passenden Krankenkassen recherchiert und das Für und Wider von Pflege und Adoption durchgekaut. Wir hatten darüber gesprochen, was ein Leben ohne Kinder für uns als Paar bedeuten würde. Nein. Wir hatten wirklich keine intensive Kinderwunsch*behandlung*. Aber ich hatte einen langen, sehr steinigen Weg dahin. Einen Weg, den ich 18 Jahre zuvor eingeschlagen hatte, der irgendwann endlich auf den meines Mannes traf, damit wir ihn gemeinsam zu Ende gehen können.

Aller guten Dinge sind drei?

Ob unser Kinderwunsch abgeschlossen ist? Keine Ahnung. Mein Herz sehnt sich nach einem weiteren Kind. Meine Gedanken kreisen darum und ich sehe noch ein Mädchen vor mir. Ich fühle mich nicht »komplett«, aber weiß auch nicht, ob dieses Gefühl mit einem weiteren Kind wirklich eintreten würde. Ich habe mich seit meiner ersten Diagnose, seit dem Ende meiner Kindheit, nie komplett gefühlt.

> Aber: Ich liebe mich. Das ist etwas, was der Weg mich gelehrt hat. Ich bin zufrieden mit meinem Körper. Mit jeder hängenden Brust, mit jeder Speckfalte, mit jedem Haar zu viel. Mein Körper und meine Psyche haben trotz katastrophaler Startbedingungen mein Ziel erreicht. Sie haben mir vier und uns drei Kinder geschenkt. Zwei in unseren Armen und zwei im Herzen.

Ich habe unglaublich viel gelernt. Dass ich stark bin und meine Gefühle gut sind. Ich bin nicht zu sensibel, nicht zu launisch, nicht zu dumm, nicht zu dick. Ich bin nicht »zu«, sondern genau richtig. Und das mit jeder Faser meines Körpers. Und du?

DU bist nicht allein!

Was mich in all den Jahren am meisten belastet hat, war nicht die Diagnose an sich, sondern dass sie mich unglaublich einsam gemacht hatte. Ich war schlagartig erwachsen geworden und hatte dieses Geheimnis mit mir getragen. Mein Umfeld war nicht bereit dafür gewesen.

> Niemand spricht gerne über Unfruchtbarkeit. Es passt nicht in unser Bild von Perfektion und Funktionalität.

Und schon gar nicht reden Teenager darüber. Eine familienorientierte Freundin sagte mir damals, dass es Gottes Plan wäre, da ich dem Antichristen verfallen sei ... Dabei war ich nur evangelisch.

Mein Mann und ich waren keine drei Monate zusammen, als man uns das erste Mal nach Kindern fragte. Ich verstehe bis heute nicht, wie man als Außenstehender andere zum Kinderkriegen drängen kann. Innerfamiliär habe ich Verständnis, wenn Oma sich einen Enkel wünscht und der Bruder Onkel werden möchte. Aber die elterlichen Nachbarn? Der Arbeitskollege? Die Friseurin deiner Mutter? Die sollen sich mal schön um ihre eigenen Angelegenheiten kümmern.

> Wir haben uns als Paar nie rausgeredet mit »Ach, es passt noch nicht« oder »Wir möchten nicht«. Tatsächlich habe ich immer ganz offen gesagt, dass es für mich schwierig ist, Kinder zu bekommen. Ich hatte nach all den Jahren keine Lust mehr, mich zu verstecken.

Wenn es für mein Umfeld nicht komisch war zu fragen, wann endlich etwas in meinem Uterus wächst, konnte ich auch sagen, dass meine Eierstöcke hervorragende Rosinen dörren können. Ich gab das Unbehagen an diejenigen zurück, die diese Grenzen überschritten. Die bohrenden Fragen nach einem Baby wurden leiser, dafür die guten Gespräche darüber lauter. Wir fanden Gleichgesinnte mit vielen einzigartigen und erzählenswerten Geschichten. Sie waren da und gemeinsam konnten wir einen Teil des Weges gehen. Heute treffen wir uns alle gemeinsam mit unseren Kindern – leiblich, in Pflege oder vierbeinig. Es gibt so viele von uns. Lasst uns offen drüber reden! Denn wir definieren uns nicht darüber, ob wir ein Kind in unserem Bauch hatten. Wir sind so viel mehr!

Was mir geholfen hat – meine drei Tipps für die Kinderwunschzeit

1. Hebamme suchen.

Mach dich schon vor einer Schwangerschaft mit den Hebammen in deiner Umgebung vertraut. Einerseits sind sie schwer zu finden, andererseits begleiten sie dich auch durch eine eventuelle kleine Geburt. Mir haben die Gespräche mit meiner Hebamme in den Schwangerschaften sehr gutgetan – da diese sich meistens um die Sternenkinder und meine Geburtstraumata drehten.

Nach einer Fehlgeburt hast du in Deutschland Anspruch auf eine Hebammenbetreuung – frag doch mal bei deiner Krankenkasse nach.

2. Selbstliebe.

Vertraue in dich und deinen Körper. Lausche in dich hinein und darauf, was dein Körper braucht. Lass dir nicht von anderen einreden, wer du bist und wie du zu sein hast. Trau dich, Nein zu sagen, wenn sich etwas falsch anfühlt, und mach nichts, weil es andere von dir erwarten. Das Wichtigste ist, dass du bzw. ihr euch in eurer Kinderwunschzeit wohlfühlt!

3. Genieß dein Leben.

Ich habe viel Zeit damit verloren, darüber nachzudenken, was ich nicht kann, anstatt mich auf mein Leben zu konzentrieren. Genieße es mal, auszuschlafen oder spontan mit Freunden wegzufahren. Mach verrückte Dinge, erfülle dir Träume und jage nicht nur deinen potenziellen Kindern nach. Es ist dein Leben und noch nicht das ihre!

Über Isabell Demuth

Hi, ich bin Isabell und 35 Jahre alt. Mit meinem Mann und unseren zwei Kindern wohne ich in einem ehemaligen Bauernhaus auf der Grenze zwischen Ostwestfalen und dem Münsterland. Für unsere Kinder und Sternenkinder habe ich dort Geburtsbäume gepflanzt und setze mich unter anderem mit dem Anlegen eines 2000 Quadratmeter großen Naturgartens aktiv für Naturschutz, Artenvielfalt und eine lebenswerte Zukunft ein.

Seit zehn Jahren bin ich als Texterin selbstständig und betreue Unternehmen rund um das geschriebene und gesprochene Wort. Im Ehrenamt habe ich dieses Kinderwunschbuch erstlektoriert und dabei selbst noch ganz viel Heilung erfahren und neue Blickwinkel erhalten. Danke an Marie und die wundervollen Menschen, die mir dieses Werk anvertraut und all das möglich gemacht haben! Ich bin stolz auf euch und euren Mut!

Wenn du Kontakt zu Isabell aufnehmen möchtest, scanne gerne den folgenden QR-Code oder gebe die folgende URL in deinen Browser ein:

www.mariechristinholland.com/
kinderwunschbuch-autorinnenliste

Mama in sieben Tagen

von Manuela Seitz

Ich bin Manuela, 41 Jahre alt, verheiratet und Mama von drei besonderen Kindern.

Warum es besondere Kinder sind und wie es dazu kam?

Im März 2005 hatten mein Mann und ich geheiratet, mit dem Wunsch, Kinder zu bekommen. Schon als kleines Mädchen hatte ich mir Kinder gewünscht. Jetzt im Rückblick ist es doch auffällig für mich, dass ich nur die Schwangerschaft gespielt hatte und sobald dann meine Puppe, das Kind quasi, auf der Welt gewesen war, war es für mich uninteressant geworden.

> Lange habe ich gedacht, dass ich komisch wäre, und mich gefragt, was denn wohl mit mir los ist.

Schon bevor mein Mann und ich geheiratet hatten, war unsere Überlegung, ob wir Adoptivkinder bzw. Pflegekinder aufnehmen wollen. Aber wann ist der richtige Zeitpunkt? Denn leibliche Kinder hatten wir ja auch gewollt.

Nachdem wir einige Jahre probiert hatten, schwanger zu werden, machten wir uns natürlich Gedanken, warum es nicht funktionierte.

In dieser Zeit wurden einige Menschen in unserer Familie und Freunde Eltern. Das war für mich eine sehr emotionale Zeit. Natürlich freute ich mich für sie. Ich war einfach traurig, dass ich selbst nicht schwanger wurde.

Besonders schwierig war es für mich, wenn jemand schwanger wurde, obwohl sie doch verhütet hatten und gar kein Kind wollten.

Für meinen Mann und mich standen dann einige Untersuchungen bei verschiedenen Ärzten an, um herauszufinden, warum es bei uns nicht klappt.

> Als wir an dem Punkt waren, an dem die Ärzte meinten, dass man vielleicht mit OPs etwas erreichen könnte, es aber sehr unwahrscheinlich sei, beschlossen wir für uns, dass wir es dabei belassen wollten. Kein Kinderwunschzentrum, keine Operationen.

Zu diesem Zeitpunkt meldeten wir uns beim Jugendamt an und die damit einhergehenden Überprüfungen begannen.

> So, nun standen wir als Adoptiv- oder Pflegeeltern auf der Liste für ein Kind im Alter von 0 bis 3 Jahren. Wann würde es wohl so weit sein?

An einem Tag, der für mich persönlich sehr niederschmetternd anfing, kam ich nach Hause und es war eine Nachricht vom Jugendamt auf dem Anrufbeantworter, mit der Bitte, dringend zurückzurufen.

> Es war Freitag vor Pfingsten 2009 – da bekamen wir die aufregende Nachricht, dass wir kommenden Dienstag den nur sieben Tage jungen Andreas in unsere Familie aufnehmen dürften.

Es war keine bzw. kaum Zeit, etwas vorzubereiten. Worauf sich andere Eltern in neun Monaten einstellen und vorbereiten konnten, richteten wir uns in viereinhalb Tagen ein.

> Besonders an der Geschichte ist, dass vom Zeitpunkt, als uns die Ärzte sagten, dass es nicht funktionieren wird, bis Andreas bei uns war, genau neun Monate vergingen. Überwältigend.

Als Andreas zu uns kam, war ich in einer externen Ausbildung zur Kinderpflegerin. Die praktische Prüfung hatte ich bereits bestanden – zwei Wochen vor der schriftlichen. Der damalige Schulleiter hatte mir leider nicht erlaubt, an der schriftlichen Prüfung teilzunehmen, da ich ein Baby hatte und damit seiner Meinung nach unmöglich an einer Prüfung teilnehmen konnte.

Als Andreas drei Jahre alt wurde, waren wir gerade dabei, ein Fertighaus mit Keller zu bauen. Es waren noch vier Wochen bis zum Umzug, als das Jugendamt anrief und uns mitteilte, dass sie gerne ein vier Monate altes Mädchen bei uns unterbringen wollten. Ja, so ist unsere Sara mitten im Umzug zu uns gekommen. Und als Sara in den Kindergarten kam, fragte das Jugendamt uns für einen drei Monate alten Jungen an. Bei Felix hatten wir zwei Tage Vorbereitungszeit.

> Man könnte denken: »Super, jetzt sind wir ja eine Familie!« Aber damals mit Andreas wurden wir ins kalte Wasser geschmissen. Wir wussten nicht, was auf uns zukommt. Manche Jugendämter bieten eine Vorbereitung an – unser zuständiges leider nicht.

Andreas war die ersten vier Wochen auf Nikotin-Entzug. Vier Wochen ein fast nur brüllendes Baby – und man weiß nicht, warum. Wir haben erst später davon erfahren und im Nachhinein verstanden, dass er deshalb so geschrien hat.

> Mein Weg hat mich über die Alternative geführt, Pflege-/Adoptivkinder aufzunehmen. Ich bereue diese Entscheidung keinen Moment, auch wenn es – und die gibt es definitiv – anspruchsvolle Zeiten gibt. Jedes der drei Kinder hat einen Rucksack mitgebracht, obwohl sie schon so jung zu uns gekommen sind.

Dass es eine herausfordernde und emotionale Zeit ist, sollte man im Vorfeld wissen. Schön finde ich, wenn man sich im Vorfeld mit Pflegeeltern unterhalten kann, um einen Einblick zu bekommen, wie es sein kann.

Wichtig finde ich auch, dass sowohl mein Mann als auch ich diesen Weg gehen wollen.

Wir kommen mit den leiblichen Eltern gut zurecht, und arbeiten wie in einem Team zusammen. Für unsere Kinder ist das normal, dass es Baucheltern gibt, bei denen sie eben nicht mehr wohnen.

> Mich erfüllt gegenüber den leiblichen Eltern Dankbarkeit, denn durch sie gibt es diese wundervollen Kinder.

Eines ist für mich dennoch nicht erledigt gewesen: Obwohl ich ja jetzt Kinder habe, ist das Thema Kinderwunsch immer wieder sehr präsent gewesen – sogar bis zum Verfassen dieses Textes.

Für meinen Weg bin ich sehr dankbar, denn somit bin ich auch gewachsen. Unvorstellbares ist einfach geworden. Ich durfte viel lernen und kann jetzt etwa Glaubenssätze und Limitierungen auch zum Thema Kinderwunsch durchgehen, annehmen und loslassen. Und mir selbst erlauben, eine vollständige Frau zu sein.

Was mir geholfen hat – meine drei Tipps für die Kinderwunschzeit

1. Frag dich, warum du ein Kind möchtest.
Denn eines habe ich für mich gelernt: Ich bin eine erfüllte, zufriedene und vollständige Frau – egal, wie das Umfeld aussieht.

2. Lebe die Frau, die du dir wünschst, zu sein, …
… die du immer sein wolltest – du bist es schon, denn sie ist bereits in dir angelegt.

3. Höre auf dein Herz und deine Intuition.

Über Manuela Seitz

Ich arbeite als Coach für Frauen. Ich möchte Frauen die Hand reichen und unterstützen, die beste und eigentliche Frau in sich zu entdecken und zu verkörpern. Weiblichkeit zu leben.

Darüber hinaus beschäftige ich mich und berate auch zum Thema Kinderwunsch. Zum einen um sich selbst zu hinterfragen, warum man denn ein Kind möchte und damit auch Mama sein will. Zum anderen biete ich einen alternativen Weg, um mit Hilfe von ätherischen Ölen den Kinderwunsch doch wahr werden zu lassen.

Liebe Marie, vielen Dank, dass ich ein Teil dieses Buches sein darf. Beim Schreiben durfte ich das Thema unerfüllter Kinderwunsch nochmal ganz bewusst bearbeiten, zulassen, annehmen.

Wenn du Kontakt zu Manuela aufnehmen möchtest, scanne gerne den folgenden QR-Code oder gebe die folgende URL in deinen Browser ein:

www.mariechristinholland.com/
kinderwunschbuch-autorinnenliste

Kinder wünscht man sich nicht, Kinder bekommt man …

von Verena

Das war nur einer der zahllosen absurden Sätze, die wir uns in acht Jahren Kinderwunschzeit anhören mussten.

Ich sage Kinderwunschzeit und lasse dabei den Zusatz »Behandlung« bewusst weg, da es gewisse Vorgehensweisen zu geben scheint, ab wann genauere Untersuchungen stattfinden.

Aber vor allem, weil unsere Kinderwunschzeit auch immer wieder geprägt war von Monaten, in denen wir erst wieder Kraft tanken mussten oder unsere Energie für andere Dinge brauchten.

> Das erste Jahr soll man ja erst mal »üben«. Wie Onkel Jochen auf der Hochzeit sagte: »Dann übt mal schön, damit mein Bruder endlich Opa wird.«

Manche würden sagen, wie übergriffig. Aber war es das wirklich? Uns wurde doch nur das Beste gewünscht. Wenn auch auf eine sehr platte ostwestfälische Art. Aber alle waren besten Mutes. Wir selbst auch, weil wir zu diesem

Zeitpunkt noch gar nicht abschätzen konnten, welcher Weg vor uns lag.

Wir fingen ein Jahr nach unserer Hochzeit an, uns mit dem Thema Familienplanung zu beschäftigen. Ich war 29 und mein Mann 35. Er machte zu dem Zeitpunkt eine Weiterbildung und wir hatten immer im Blick: »Wann ist der richtige Zeitpunkt?«

Spoiler: Den richtigen Zeitpunkt gibt es nicht.

Nach unserer gemeinsamen Entscheidung »Ja, wir wollen eine Familie gründen« fingen wir also mit dem »Üben« an. Dazu muss man wissen, dass die Wahrscheinlichkeit, während eines weiblichen Zyklus schwanger zu werden, bei etwa 25 Prozent liegt. Vorausgesetzt natürlich, alle Parameter stimmen.

Wenn es nach einem Jahr nicht funktioniert, so auch bei uns, fängt die genauere Diagnostik an. Bei mir war dies, neben der Bestimmung sämtlicher Hormon-Parameter, eine Bauchspiegelung zur Prüfung der Eileiter-Durchlässigkeit. Alle Ergebnisse lagen im optimalen Bereich.

Mein Gynäkologe sagte damals: »Du bist einfach zu clever zum Kinderkriegen. Dumme Leute werden viel schneller schwanger.«
Was ein Quatsch.

Genauso wie der Spruch aus Familien-, Freundes- und Bekanntenkreisen: »Ihr müsst einfach mal den Kopf ausschalten. Entspannt in den Urlaub fahren.«

Bei meinem Mann wurde ein Spermiogramm gemacht. Laut dem damaligen Urologen waren genügend Spermien vorhanden, die auch alle in die richtige Richtung schwammen. Die Krone setzte er dem Ganzen aber mit dem Spruch auf:

»Kinder wünscht man sich nicht, Kinder bekommt man.« Was sollte das heißen? Gab es also Menschen, denen es vergönnt war, und anderen halt nicht?

Da alle bisherigen Befunde laut den Ärzten in Ordnung waren, musste es wohl an unserer inneren Einstellung liegen. Sollten wir also doch einfach mal ganz entspannt in den Urlaub fahren?

Entspannt waren wir aber schon lange nicht mehr.

Während wir zu Beginn unserer Entscheidung, eine Familie zu gründen, in unserem Freundeskreis die ersten gewesen waren, die sich damit beschäftigten, trudelten mittlerweile fast monatlich freudige Nachrichten über Schwangerschaften bei uns ein.

Wir waren jedes Mal innerlich zerrissen, denn eigentlich wollten wir uns mit unseren Freunden freuen, aber immer wieder schwang für uns die Frage mit: »Warum die und nicht wir?«
Wir waren nie missgünstig, nur verzweifelt.

Und die Tatsache, dass wir uns für unsere Freunde nicht mehr richtig freuen konnten, ließ uns noch stärker verzweifeln.

Irgendwann war ich so am Ende, dass ich zu meinem Mann sagte: »Ich muss raus! Jetzt! Ich muss was anderes sehen, ich brauche Ablenkung.« Unser schnellster Einfall war, uns ins Kino zu verkrümeln. Einfach zwei Stunden beschallen lassen und an etwas Anderes denken. So saßen wir einige Stunden später im Kino. Relativ weit hinten. Eine Komödie für die Laune. Der Saal füllte sich und vor mir drückte sich eine schwangere Frau mit ihrem großen Bauch durch die Reihen. Ich verdrehte nur die Augen. Die Vorschau fing an und es lief ein Film-Trailer über werdende Mütter. Ich hätte beinahe schreiend das Kino verlassen.

> Aber mit Kinderwunsch ist es ein bisschen wie mit Liebeskummer: Man sieht überall nur noch knutschende und glückliche Pärchen ... oder eben werdende Eltern.

Nach etwa zweieinhalb Jahren war es für uns an der Zeit, den Arzt zu wechseln. Wir wandten uns an eine Frauenärztliche Gemeinschaftspraxis, die auf Kinderwunschdiagnostik spezialisiert war. Hier ging die Diagnostik in Teilen wieder von vorne los.

Zum Glück vielleicht, denn beim neuen Urologen wurde festgestellt, dass die Spermien meines Mannes zu 100 Prozent einen Kopfdefekt hatten – eine Deformierung des Spermienkopfes, der aber dazu benötigt wird, die Eizelle zu knacken. Man kann sich das so vorstellen, dass dem Spermium vor der Tür, also der Eizelle, der passende Schlüssel fehlt. Es geht somit nicht nur um Anzahl und Schnelligkeit.

Gut, wir hatten endlich eine Diagnose, warum es nicht funktionierte. Wir waren bereit, für uns konnten die nächsten Schritte kommen. Diese Planung machten wir aber ohne die Bürokratie unserer Krankenkasse, denn diese würde erst eine Behandlung genehmigen, wenn ein zweites Spermiogramm mit einem Abstand von drei Monaten vorlag. Das liegt daran, dass das männliche Spermium sich alle drei Monate erneuert und der Befund dann ein anderer sein kann. Also hieß es wieder warten. Das nächste Spermiogramm ergab 96 Prozent Kopfdefekt – ein Hoffnungsschimmer von 4 Prozent. Mit unserem Gynäkologen besprachen wir das weitere Vorgehen: Insemination. Dabei werden die Spermien in einer Zentrifuge aufbereitet und mit einem Katheter direkt vor den Eingang der Eierstöcke gelegt. Um die Chancen zu erhöhen, wurde bei mir die Eireifung hormonell unterstützt. Bevor wir beginnen konnten, stand natürlich wieder die Bürokratie der Krankenkasse an. Neun Inseminationen wurden genehmigt. Nach der dritten erfolglosen Insemination baten wir unseren Gynäkologen um ein Gespräch. Wir stellten uns die Frage, ob die »guten« Spermien, die durch das Zentrifugieren gewonnen wurden, die schnellsten waren oder die 4 Prozent ohne Kopfdefekt. Laut Arzt konnte nicht garantiert werden, dass es die für uns Richtigen waren.

> Wir sollten also noch sechs weitere Zyklen eine körperlich und psychisch belastende Behandlung durchführen, bei der uns niemand garantieren konnte, dass die intakten Spermien überhaupt verwendet wurden. Diese Ungewissheit konnten wir emotional nicht ertragen.
> Der Arzt war entsetzt: »Wenn ich die Krankenkasse wäre, würde ich euch keine weitere Behandlung bezahlen.«

DAS war übergriffig. Daraufhin wechselten wir innerhalb der Praxis den Arzt, welcher uns umgehend in eine Kinderwunschklinik überwies.

Wir hatten das Glück, dass wir in der Nähe zwei Kinderwunschkliniken zur Auswahl hatten, denn in der ersten fühlten wir uns beide nicht gut aufgehoben. Sehr unpersönlich. Umso wohler fühlten wir uns in der zweiten. Mittlerweile waren wir im vierten Jahr unserer Kinderwunschbehandlung angekommen. Wir hatten eine Kinderwunschklinik gefunden, einen bewilligten Behandlungsplan der Krankenkasse bekommen und gerade den Kaufvertrag für ein Grundstück unterschrieben. Doch wäre es vernünftig, bei all dem Stress eines Hausbaus mit einer Kinderwunschbehandlung anzufangen? Stress soll sich ja auch negativ auswirken. Wir entschieden uns dagegen und wollten erst unser Nest fertig bauen.

> Im sechsten Jahr unserer Kinderwunschzeit waren wir endlich bereit, bereit für die erste künstliche Befruchtung ... Wenn da nicht wieder die Bürokratie der Krankenkassen gewesen wäre.

Unsere Krankenkasse, die uns ein Jahr zuvor noch die Übernahme aller Kosten für die ICSI zugesichert hatte, hatte mittlerweile den Zuschuss zur Kinderwunschbehandlung aus ihrem Leistungskatalog genommen. Die restlichen 50 Prozent der Kosten selbst zu tragen, konnten wir uns zu diesem Zeitpunkt nicht leisten. Also hieß es wieder warten, bis wir die Krankenkasse gewechselt hatten. Aber dann konnte es endlich losgehen. Die ersten zwei aufeinanderfolgenden künstlichen Befruchtungen waren erfolglos. Wir hatten noch einen allerletzten Versuch.

> Ich zweifelte in dieser Zeit sehr an mir. Machte ich alles erdenklich Mögliche? Sorgte ich gut für mich?

An dem Tag, an dem ich mit der Gabe der Hormone hätte beginnen sollen, suchte ich das Gespräch mit meiner Ärztin. Sie war sehr einfühlsam und sagte mir, dass es keinerlei Verpflichtung gäbe, wie in einem Marathon durch die Behandlungen zu sprinten. Am wichtigsten sei es, dass ich mich bei der Entscheidung gut fühlte. Somit entschieden wir gemeinsam, die Behandlung nicht zu beginnen. Und ich entschied, etwas für mich zu tun: Ich wollte den portugiesischen Jakobsweg gehen. Zwischen der Entscheidung und meinem Flug nach Porto lagen genau sechs Wochen. Auf diesen 240 Kilometern Fußmarsch nahm ich mir die

Zeit, alles neu zu ordnen und wieder zu mir selbst zu finden.

> Nach meinem Jakobsweg brauchte ich noch fast ein Jahr, bis ich bereit für die letzte künstliche Befruchtung war. Vielleicht auch, weil ich wusste: Das ist unsere letzte Chance. Denn für uns stand fest, das war der letzte Versuch.

Nicht nur, weil wir alle weiteren Behandlungen finanziell selbst hätten stemmen müssen, sondern vor allem, um für unser Leben nach acht Jahren Kinderwunschzeit einen neuen Weg zu finden und mit dem Thema abzuschließen. Sollte es nicht funktionieren, gäbe es einen Hund. Wir würden reisen und unserem Leben neue Ziele geben.

> Als ich dann in der Kinderwunschklinik den Schwangerschaftstest machte, hatte ich im Gegensatz zu den ersten zwei Behandlungen ein ungutes Gefühl. Zu Unrecht.
> »Herzlichen Glückwunsch, Sie sind schwanger.«

So sehr wir uns diesen Satz in all den Jahren herbeigesehnt und darauf vorbereitet hatten, so unfassbar war es in dem Moment. Wir wurden Eltern und brachten neun Monate später unser großes Glück auf die Welt.

> Wir genossen die erste Zeit des Elternseins, doch wir konnten das Thema Kinderwunsch noch nicht ganz hinter uns lassen. Schließlich lagen noch zwei »Eisbärchen« in der Kinderwunschklinik, die auf ihren Einsatz warteten.

Ein paar Monate vor dem zweiten Geburtstag unseres Kindes stellten wir uns ganz ehrlich die Frage: »Wollen wir diesen Weg noch einmal gehen? All die Enttäuschungen erleben? Sind wir überhaupt bereit für ein zweites Kind?«

Wir haben uns als Paar, als Eltern, dagegen entschieden. Unser erstes Kind war ein Riesengeschenk. Ich war zu dem Zeitpunkt 38 und mein Mann 44. Wir wollten unser Glück nicht nochmal herausfordern. Doch der Gedanke, die Eisbärchen einfach sich selbst zu überlassen, gab uns ein ungutes Gefühl. Uns kam die Idee, sie für die Forschung freizugeben. Nach Rücksprache mit der Kinderwunschklink war dies leider gesetzlich nicht möglich. Man eröffnete uns aber eine andere Option:

> Nach einem sehr emotionalen Entscheidungsprozess beschlossen wir, unsere zwei Embryonen über den Verein Embryonenspende e. V. zur Adoption freizugeben. Wir wollten damit einem anderen kinderlosen Paar die Möglichkeit geben, ein Kind zur Welt zu bringen.

Während wir diese Zeilen schreiben, warten wir täglich auf eine Nachricht, ob ein Kind geboren wurde.

Auch wenn der Weg steinig ist, wie unserer oder der von Marie und ihrem Mann, die mit diesem Buch etwas ganz Wundervolles auf die Beine gestellt hat, so hat doch jeder Weg sein Gutes.

Denn eins sei gesagt: Wir lieben unser Kind von ganzem Herzen und möchten es nicht missen.

> Aber eine sehr emotionale Erkenntnis ist: Unser Leben war auch ohne Kind sehr schön. Doch leider haben wir in den acht Jahren Kinderwunschzeit einiges nicht gemacht.

Denn was ist, wenn wir langfristig einen Urlaub planen und dann doch schwanger werden? Was ist, wenn wir uns beruflich umorientieren und dann doch schwanger werden? Was ist, wenn wir uns jetzt einen sportlichen Zweisitzer als Auto kaufen und dann doch schwanger werden?

Den Zweisitzer haben wir den Zweifeln zum Trotz dennoch gekauft und unser Kind liebt es, damit zu fahren. In der Hofeinfahrt steht aber auch die Familienkutsche.

Ich möchte allen Paaren, die sich in Kinderwunschzeit befinden, damit ans Herz legen: Nutzt eure gemeinsame Zeit und realisiert eure Träume, bevor sie durch neue abgelöst werden.

Daher unser Tipp: Wartet nicht auf Dinge. Wartet nicht, nur weil der Arzt euch dazu rät. Wartet nicht, weil es erst noch eine andere Untersuchung geben muss. Wartet nicht mit der Buchung eures nächsten Urlaubs. Wartet nicht mit der Weiterentwicklung im Job. Wartet nicht darauf, euch Pausen zu gönnen. Aber vor allem:

> Wartet nicht damit, euch Hilfe zu holen, ob im Freundes- und Familienkreis oder professionell.

Wir sind von Anfang an offen mit unserer Situation umgegangen und haben dadurch rechts und links immer wieder Einblicke erhalten, wie vielen Anderen es genauso geht wie uns. Getreu dem Motto: Gemeinsam ist man weniger allein.

Über Verena

Ich bin Verena (Jahrgang 1983), Menschenfreundin und Realistin, Kommunalpolitikerin und Selbstständige, Vermittlerin und Kommunikationstalent, koche leidenschaftlich gerne und schwärme fürs Einkochen, liebe die Natur, bin oft trocken westfälisch, werde laut bei Ungerechtigkeiten und bin der festen Überzeugung, dass Freundlichkeit immer der Schlüssel zum Erfolg ist.

Wenn du Kontakt zu Verena aufnehmen möchtest, scanne gerne den folgenden QR-Code oder gebe die folgende URL in deinen Browser ein:

www.mariechristinholland.com/
kinderwunschbuch-autorinnenliste

Zurück zu mir

von Jessica Strobach

Als ich in meinen Zwanzigern war, dachte ich immer, ich will kein Kind. Viel zu stressig und ich hatte auch nie den passenden Mann dazu. Und so verging die Zeit und das Ganze war eigentlich nicht wirklich ein Thema.

Aber als ich mit meinem späteren Ehemann zusammenkam, waren da so viel Liebe und Stabilität, dass es sich auf einmal richtig anfühlte, die Liebe auch dadurch auszudrücken, gemeinsam ein Kind in die Welt zu bringen.

> Und so hörten wir auf, zu verhüten, und es dauerte nur wenige Zyklen, bis der Test ein POSITIV anzeigte.

Zu diesem Zeitpunkt war ich im Job sehr eingespannt und hatte die Leitung für ein Großprojekt. Das hatte ich vorher gar nicht so bedacht. Ich weiß noch, wie ich völlig zerrissen war zwischen dem, was mein Körper da jetzt vorhatte und der Ruhe, die er dafür brauchte, und dem, was dieser Job von mir abverlangte. Und ich spürte genau, dass es nicht gut war, weiter durchzuziehen, aber ich sah keine Alternative.

Und dann kam der Tag, an dem ich anfing, zu bluten. Nur wenige Tage nachdem ich das Herz zum ersten Mal schlagen gesehen hatte. Die Angst konnte auch ein Frauenarztbesuch nicht wegzaubern, bei dem soweit alles okay erschien, und so hoffte und bangte ich über anderthalb Wochen um dieses kleine Wesen, für das ich doch schon so viel Liebe empfand – und dann wurde die Blutung irgendwann stärker, als wäre ein Damm gebrochen, der nicht mehr aufzuhalten war.

Obwohl mein Partner an diesem Abend, als wir in die Ambulanz der Frauenklinik fuhren, noch hoffnungsvoll war, als er das Herz schlagen sah, und auch die Frauenärztin noch positiv gestimmt war und mich nur zur Beobachtung aufnahm, wusste meine Intuition ganz genau, was hier passierte: Die Seele verließ meinen Körper wieder. Und ich konnte es nicht fassen, ich fühlte mich doch schon als Mutter und das sollte jetzt alles wieder weg sein?

Ich fühlte mich verraten von der Liebe, denn bis dahin glaubte ich, dass man mit Liebe alles schaffen könnte, doch hier saß ich nun mutterseelenallein die ganze Nacht mit Wehen und einer sturzbachartigen Blutung und konnte den Schmerz kaum mehr aushalten. Ich spürte, wie in dem Moment etwas in mir zerbrach.

> Ich spürte auch genau den Moment, wo das, was bis jetzt mein Kind gewesen war, meinen Körper verließ, und ich wollte es einfach nicht erleben. Ich wollte aus diesem (Alp)Traum aufwachen. Aber ich konnte nicht.

Die Ärztin war am nächsten Morgen tatsächlich der Meinung, ich sei noch schwanger, woraufhin ich sie bat, doch bitte mit einem Ultraschall mal nachzusehen, denn ich wusste genau, dass das nicht mehr so war.

Der Ultraschall bestätigte mein Gefühl.

> Glücklicherweise hatte ich mich vorher schon mit dem Thema Ausschabung beschäftigt und wusste, dass es nicht, wie oft behauptet, der einzige Weg ist, den es gibt. Und ich spürte in meinen Körper und wusste, er brauchte das nicht.

Er hatte ganze Arbeit geleistet, keine Schleimhautreste im Ultraschall und so diskutierte ich, behauptete mich, um meinem Gefühl zu folgen, entgegen der Krankenhaus-Leitlinie zu entscheiden, und ging am nächsten Morgen nach Hause. Und ich fühlte mich so leer. Als hätte jemand einen Teil von mir herausgerissen.

Die darauffolgende Zeit erholte ich mich von dem Blutverlust und den körperlichen Anstrengungen und funktionierte ansonsten nur noch. Einerseits hatte ich eine Mauer hochgezogen, die mich vor erneutem Schmerz beschützen sollte. Andererseits klopfte diese Trauer immer wieder an und lag wie ein Nebel über allem, was ich tat.

> Ich wurde sofort im nächsten Zyklus wieder schwanger und dachte, dass das beim ersten Mal sicher einfach nur Pech gewesen war, und hoffte.

Aber auch die zweite Schwangerschaft nahm einen identischen Verlauf. Blutungen ab der 8. Woche und dann der Abgang an Heiligabend. Diesmal war ich noch mehr bei mir und meinen Bedürfnissen und entschied, nicht ins Krankenhaus zu fahren. Ich wusste ja schon, wie es ablief, und ich wollte um Himmels willen nicht allein sein an Weihnachten mit dieser Erfahrung. Also kuschelte ich mich bei meinen Eltern auf die Couch, die Katze tröstete mich, und wartete der Dinge, die da kamen. Und auch diese Seele verließ meinen Körper, was mich wirklich wütend machte – auf Gott und das Leben.

Sicherheitshalber fuhr ich am nächsten Tag zu einem Kontrollultraschall in die Klinik und hier bestätigte sich mein Gefühl, nicht mehr schwanger zu sein, keine Mutter mehr. Da war kein Kind mehr in mir.

Und auch diesmal gab es keine Ausschabung – mit dem Unterschied, dass der Arzt sie auch nicht für zwingend notwendig erachtete.

Nach dieser doppelten Erfahrung war mir klar: So kann ich nicht weitermachen. Nochmal verkrafte ich das nicht. Deswegen nahm ich mir dieses Mal bewusst die Zeit, mich wieder aufzubauen. Um auf Ursachenforschung zu gehen. Um meinen Körper zu unterstützen. Es verging über ein Dreivierteljahr, in dem wir gar nicht versuchten, wieder schwanger zu werden.

Und dann kam der Moment, in dem ich spürte, dass ich so weit war. Es klappte auch direkt wieder und diesmal war es anders.

Ich war gut vorbereitet auf allen Ebenen. Ich unterstützte meinen Körper mit Vitaminen, Mineralien, Omega 3 und bekam in der ersten Zeit Progesteron zur Stabilisierung. Zusätzlich hielt ich mein System mit Akupunktur in Balance. Und ich atmete auf, als nach über drei Monaten die Schwangerschaft immer noch fortlief. Ich spürte auch gleich, dass etwas anders war, denn mir war oft speiübel, was ich die ersten beiden Male nicht hatte.

Unsere Tochter ist heute acht Jahre alt und die Zeit von damals fühlt sich wie aus einem früheren Leben an. Die beiden Sternenseelen haben einen Platz in unseren Herzen und sie sind Teil der Familie. Unsere Tochter weiß auch von ihren Geschwistern. Ich kann heute sagen, dass sie und der Weg, den ich gegangen bin, maßgeblich dazu beigetragen haben, dass ich heute da bin, wo ich bin. In vollem Vertrauen zum Leben, egal, welche Erfahrungen es für uns bereithält.

Was mir geholfen hat – meine drei Tipps für die Kinderwunschzeit

1. Triff deine Entscheidungen ganz bewusst.

Wenn du versuchst, schwanger zu werden, dann spiele vorher schon mal durch, was alles auf dich zukommen wird, wenn es klappt. Ist in deinem Leben schon ausreichend Platz dafür? Was gibt es, was du vorher noch erleben willst? Und wenn du so weit bist, entscheide dich ganz bewusst für diesen Schritt mit all der Veränderung, die damit einhergeht. Aber nimm eben mit der Entscheidung, nicht zu verhüten, auch in Kauf, dass es nicht klappen oder es schiefgehen könnte. Beide Lebensmodelle, mit oder ohne Kind, haben Licht und Schatten. Und beide sind völlig legitim und können zu einem erfüllten Leben führen. Das sollte aber nicht allein davon abhängen, ob du ein Kind hast oder nicht, sondern von deiner Einstellung zum Leben.

2. Höre auf dich und deinen Körper.

Es ist so wichtig, mit unserem Körper verbunden zu sein. Denn er weiß viel besser als der Verstand oder jeder Arzt, was richtig für uns ist. Kümmere dich gut um ihn und spüre in ihn hinein. Und gib die Verantwortung dafür niemals an jemand anderen ab, der meint, besser zu wissen, was für dich gut ist, als du selbst. Auch nicht, wenn es ein Arzt ist. Höre dir die Möglichkeiten an, ziehe alternative Heilmethoden und Hebammen hinzu und dann entscheide nach deinem Gefühl.

3. Gehe offen mit deinem Weg und deiner Geschichte um und verdränge nichts.

Ich finde, die Zeit, in der Dinge nur hinter verschlossenen Türen besprochen werden, ist vorbei. Wir können viel besser füreinander da sein, wenn wir uns austauschen und unsere Geschichten teilen. Und wenn du ein Sternenkind hast, dann entscheide nach deinem Gefühl, mit wem du das teilst und was für dich für die Verarbeitung wichtig ist, am besten, bevor ein weiteres Kind kommt. Unterdrückte Gefühle werden irgendwann hervorkommen, deshalb schau sie dir lieber gleich an und nimm dir Zeit, gegebenenfalls auch mit Unterstützung.

Über Jessica Strobach

Ich bin Jessica, 42 Jahre alt und lebe aktuell in Bulgarien. Nach meiner Kinderwunschreise habe ich immer mehr den Weg zu meiner Wahrheit gefunden. Mein heutiges Leben hat nichts mehr mit dem früheren zu tun. Freiheit, Selbstbestimmung und eine starke Bindung an die höhere Macht sind sowohl privat als auch in meinem beruflichen Wirken die Säulen. Es geht für mich darum, die Welt zum Positiven zu verändern, und diese Veränderung fängt bei jedem Einzelnen an, indem wir lernen, unsere Wahrheit zu erkennen und immer mehr zu leben.

Wenn du Kontakt zu Jessica aufnehmen möchtest, scanne gerne den folgenden QR-Code oder gebe die folgende URL in deinen Browser ein:

www.mariechristinholland.com/kinderwunschbuch-autorinnenliste

Dann ist er da: Der Moment, der die Welt stillstehen lässt …

von Jacqueline Miksch-Weichmann

Mein Name ist Jacqueline und ich freue mich sehr, dir meine persönliche Geschichte über die Reise zum Wunschkind zu erzählen.

Im Frühling 2021 trafen mein Mann und ich DIE Entscheidung: Wir wollen Eltern werden!

Zunächst war alles sehr schön, wir waren voller Vorfreude. Wir entschieden uns, im September unser »Projekt Baby« zu starten. Doch bevor es losgehen konnte, wollten wir noch einen Sommer voller Erinnerungen schaffen. Mein Traum war es schon immer, Fallschirmspringen zu gehen – mit Babybauch eher nicht optimal.

> Also taten wir all die Dinge, die mit Babybauch nicht mehr möglich sein würden. Ich war auf vielen Festen, hab auf Tischen getanzt und gewusst, ab September wird es anders. Der Sommer war voller Action!

Freunde fragten scherzhaft nach, ob ich bald sterben würde, da ich noch nie so »gelebt« hatte wie in diesem Sommer. Ich fühlte mich lebendig und war im September absolut bereit dazu, schwanger zu werden.

Was soll ich sagen, es kam, wie ich es zuvor im Gefühl gehabt hatte: Ich wurde im September schwanger. Ich freute mich und war gleichzeitig überrascht von dem positiven Test. Ich saß auf dem Boden, weinte und dachte: »Wow, da wächst ein kleiner Mensch in mir.«

> Wir hätten glücklicher nicht sein können, wenn da nicht ständig dieses Gefühl gewesen wäre ... Eine Angst, die mich erstarren ließ. Eine Angst, die mir sagte, dass ich dieses Baby verlieren würde.

Ich ging in der 7. Woche zur Gynäkologin, um die Schwangerschaft bestätigen zu lassen. Da war dieses Wunder, dessen Herz schlug. Ich war trotzdem voller Angst. Irgendwas war komisch. Ich fragte meine Gynäkologin, ob ich den Verlust des Kindes merken würde. Sie meinte, dass ich mir darüber keine Gedanken machen solle und ich dann vermutlich eine Blutung hätte.

Diese Antwort war nicht das, was ich hören wollte ... Was wollte ich überhaupt hören? Ich lag jeden Abend im Bett, legte meine Hände auf den Bauch und fühlte in mich hinein.

> Einige Zeit spürte ich, dass alles okay war, doch irgendwann hatte ich das Gefühl, dass etwas anders war. Ich hatte das Gefühl, nicht mehr mit meinem Baby verbunden zu sein.

Mein Mann und ich sprachen oft über meine Ängste und ich teilte ihm mit, dass ich Angst vor der nächsten Untersuchung hätte. Ich wusste, mein Körper würde dieses

Kind nicht einfach von selbst loslassen. Ich hatte immer das Gefühl, dass ich ihn dabei unterstützen müsste, sollte meine schlimmste Befürchtung Realität werden.

In der Zwischenzeit erzählten wir unseren engsten Freunden und unserer Familie von unserem kleinen Wunder. Auch da kam das Thema Verlust und Fehlgeburt immer wieder auf. Doch für uns war klar, wir würden es niemandem verschweigen, sollten wir dieses Baby verlieren. Ganz im Gegenteil, wir wünschten uns Unterstützung von unserem Umfeld, wenn es dazu käme.

In der 10. Woche war ich erneut bei einer gynäkologischen Untersuchung. Mein Mann stand hinter mir und da war sie wieder – diese Angst. Es wurde still im Raum. Ich wusste es! Mir war sofort klar, was das zu bedeuten hatte. Meine Gynäkologin tat sich sichtlich schwer, das Offensichtliche auszusprechen. Doch unser Baby war nicht mehr gewachsen. Es war tot.

> Ich sah meinen Mann an und sagte: »Ich habe es gewusst. Ich habe es dir die ganze Zeit gesagt.« Er sah mir in die Augen und meinte: »Stimmt, du hast es gewusst.«

Danach fingen die längsten 15 Minuten meines Lebens an. Ich musste mich stark konzentrieren, um zu verstehen, welche Optionen ich nun hatte. Ich entschied mich für eine Einleitung mittels Tabletten. Als wir zum Auto gingen, überkam es mich. Die Tränen wollten nicht mehr aufhören.

> Ich hatte unser Baby verloren! Ich war sprachlos, traurig und irgendwie fiel gleichzeitig so viel Last ab. All die Angst und der Druck der letzten Wochen waren weg. Ich konnte mich wieder entspannen.

Wir schrieben all unseren Freunden eine Nachricht, es folgte so viel Unterstützung, so viel Liebe, die wir erfahren durften. Die nächsten Wochen waren hart, doch ich wäre nicht ich, wenn ich nicht immer aus Scheiße Gold machen würde.

> Ich begann, meine Geschichte zu teilen, ging offen damit um und setzte mir zum Ziel, dass Fehlgeburten enttabuisiert gehörten, und zwar ganz dringend.

Ich gründete »Frau Confident« und begann, Frauen nach Verlusten zu begleiten und zu coachen. Ich hängte mich voll in die Arbeit, bis ich im Frühling 2022 merkte, dass es so nicht weiterlaufen konnte. Es war zu viel. Ich hatte alles zu »professionell« verarbeitet und nie so richtig hingeschaut.

> Das Ziel war gewesen, schnell wieder schwanger werden, obwohl ich eigentlich überhaupt nicht dazu bereit war.

Im Frühling trafen wir dann eine Entscheidung: Wir würden für drei Monate verreisen, um Klarheit zu erhalten. Für mich war diese Reise eine willkommene Auszeit, um mich zu sortieren und neu zu orientieren.

Und sie veränderte so viel! Ich erreichte eine ganz neue Ebene meiner selbst. Ich durchlebte meine Trauer erneut und diesmal konnte ich sie in aller Tiefe zulassen. Endlich waren all die Geschenke sichtbar, welche ich durch dieses Kind erhalten hatte. Und ich erkannte, dass ich den Druck komplett rausnehmen wollte. Wenn wir Eltern werden sollten, würde sich eine Seele ganz von selbst für uns entscheiden.

> Der Herbst kam und ich wurde auf den Boden der Realität zurückgeholt. Meine beste Freundin –

> schwanger! Zum ersten Mal empfand ich Wut und Ablehnung. Neid, der sich in mir breitmachte. Der Druck war wieder da, ich wollte auch endlich schwanger sein.

Doch sobald ich ganz bei mir selbst war, war dieser Druck wieder weg. Es gab in meiner Realität keinen Zeitdruck, dieser Druck kam von außen.

Ich fragte mich, ob und wie ich Mama sein wollte. Ich begann, mein Leben zu genießen und zu schätzen. Ich merkte, dass ich so viel hatte, und war auf eine neue Art dankbar.

> Tief in meinem Inneren wusste ich, dass ich auch ohne Kind glücklich sein konnte. Ich denke, das war der entscheidende Moment. Ich wusste, dass ich kein Kind »brauche«.

Ich wünschte mir ein Kind, um einem kleinen Wesen die Welt zu zeigen, um es bestmöglich zu begleiten. Da war kein Ego-Grund mehr. Es ging bei dieser Entscheidung nicht mehr nur um mich und meine Bedürfnisse, sondern viel mehr um unser zukünftiges Kind. Ich wünschte mir, einem kleinen Menschen ein wundervolles Leben zu ermöglichen. Unsere Partnerschaft war so stabil wie nie zuvor. Wir waren miteinander verbunden und es war klar, dass uns nichts auf dieser Welt auseinanderbringen würde, und darauf legte ich meinen Fokus. Darüber war ich unendlich glücklich. Wir lebten und genossen. Ganz anders als im Sommer 2021. Wir entschieden uns, dass ein Kind kommen würde, wenn es bereit war, egal, was wir taten oder nicht taten.

Anfang Dezember führten mein Mann und ich einige ausstehende Gespräche. Wir schafften Klarheit für unsere Kinderwunsch-Situation. Bis zu diesem Zeitpunkt hatte ich oft das Gefühl, nicht bereit für eine erneute Schwangerschaft zu sein. Doch plötzlich ging alles ganz schnell. Ich wurde krank, hatte sehr hohes Fieber und musste Medikamente nehmen.

Nachdem ich ein paar Tage Medikamente genommen hatte, kam der Impuls, einen Schwangerschaftstest zu machen. Ich hatte schon viele Monate davor nicht getestet, weil ich immer gewusst hatte, dass kein Baby in mir war. Mein Kopf rebellierte und meinte, dass dieser Test unnötig sei. Ich hätte ihn dann fast nicht gemacht, doch aus irgendeinem Grund war es meinem Mann plötzlich sehr wichtig. Also testete ich vier Tage, bevor ich meine Blutung bekommen sollte.

> Dann waren da plötzlich zwei Striche und wir waren überfordert! Es ist schon lustig, wenn du dir etwas so lange wünscht und dann am Küchentisch sitzt und dir denkst: »Aha, was mach ich jetzt mit dieser Information?«

Auch mein Mann war eher irritiert als voller Freude. Doch das war okay. Ich würde lügen, wenn ich dir erzählen würde, dass die kommenden Wochen voller Freude und Glück waren. Ich würde lügen, wenn ich dir erzählen würde, dass ich keine Angst hatte.

> Die kommenden Wochen waren oft der Horror auf Erden. Ich versuchte, mich zu beruhigen, doch das gelang mir kaum. Ich hatte so große Angst. Ich hatte immer gedacht, dass ich gut vorbereitet wäre, doch das Gegenteil war der Fall.

Ich war überhaupt nicht vorbereitet auf dieses Emotionschaos und diese starken Ängste. Doch trotzdem hatte ich immer das Gefühl, dass alles gut sein würde. Während ich diese Zeilen schreibe, ist zwar noch kein Babybauch zu sehen, aber ich bin mittlerweile in der 13. Woche angelangt. Ein Meilenstein für mich.

> Ich kenne so viele Geschichten von Frauen, die ihre Kinder verloren haben. Natürlich denke ich an diese Frauen und ihre Geschichten. Manchmal haben sie mir Angst gemacht, doch ich weiß mittlerweile auch, dass keine Geschichte ist wie eine andere.

Ich kann dir gar nicht sagen, wie dankbar ich für all die Learnings der letzten anderthalb Jahre bin. Ich habe gelernt, meinem Gefühl zu vertrauen. Ich lernte immer mehr, meinem Körper zu vertrauen und mich hinzugeben. Ich durfte erfahren, wie viele wundervolle Menschen hinter mir stehen und mir die Hand reichen, wenn ich in der Grube sitze.

> All diese Erfahrungen hätte ich nie machen können, wenn sich unser erstes Kind nicht dazu entschieden hätte, zu den Sternen zu reisen. Ich bin unendlich dankbar für diese kleine Seele, die mich erstmals zur Mama gemacht hat. Auch wenn dieses Kind viel zu kurz da war, so hat es mich viele wertvolle Erfahrungen machen lassen.

Danke, mein kleiner Stern, dass es dich gibt!

Während ich diesen Text Korrektur lese, sitzt unser Regenbogenbaby auf meinem Schoß. Dieses Mal ist die Geschichte anders ausgegangen und ich bin unendlich dankbar dafür, dass unser Sohn gesund zur Welt kam und ich die Schwangerschaft noch in vollen Zügen genießen konnte und diese mit einer wundervollen Geburtserfahrung abgeschlossen wurde.

Ich wünsche dir, liebe Leserin, alles Liebe auf deinem Weg! Ich wünsche dir, dass du deinem Körper und dem Leben vertraust und offen für die Wunder bleibst, die dir das Leben jeden Tag schenkt!

Was mir geholfen hat – meine drei Tipps für die Kinderwunschzeit

1. LEBE.

Im Rückblick denken wir uns oft: »Hätte ich doch die Zeit mehr genossen.« Versuche, genau das zu tun. Es wird nicht jeden Tag gelingen, jedoch kannst du jeden Tag versuchen, dir diesen Genuss und die Freude zu erlauben. Es gibt bestimmt ganz viele Dinge, auch wenn sie noch so klein sind, die dein Leben lebenswert machen. Entscheide dich, den Fokus auf diese Dinge zu legen.

2. REDE.

Sprich über deine Ängste und Sorgen. Du musst da nicht allein durch. Ob du mit deinem Partner bzw. deiner Partnerin, Freunden bzw. Freundinnen oder einem Therapeuten/Berater bzw. einer Therapeutin/Beraterin darüber sprichst, hängt von dir ab. Wie der Titel dieses Buches schon so schön sagt, bist du nicht alleine!

Sobald wir uns öffnen und unsere Gedanken teilen, tun dies auch andere Menschen. Du wirst erkennen, wie viele Frauen eine ähnliche Erfahrung gemacht haben.

3. LIEBE.

Leider gehen manche Partnerschaften an einem solchen Punkt auseinander und halten der Belastung nicht stand. Mache dir bewusst, dass ihr im selben Boot sitzt – ihr seid ein Team. Denk daran, dass ihr als Paar viel mehr seid als euer Kinderwunsch. Vielleicht möchtest du dir immer wieder mal bewusst machen, was euch zueinander geführt hat. Lasst eure Partnerschaft nicht vom Kinderwunsch dominieren. Erlaubt euch, eurer sexuellen Lust nachzugeben und nicht nur dann miteinander zu schlafen, wenn du deinen Eisprung hast. Geht aus, habt Spaß, schlaft im Freien, tut was immer ihr tun wollt und lernt euch auf einer ganz neuen Ebene kennen.

Über Jacqueline Miksch-Weichmann

Mein Name ist Jacqueline und ich arbeite als psychologische Beraterin, unter anderem mit Frauen nach dem Verlust ihres Kindes. Ich habe zwei Kinder – eines bei den Sternen und eines an der Hand.

Das Leben hat mir so einige Herausforderungen geschenkt, doch wenn ich zurückblicke, war der Verlust unseres ersten Kindes ein sehr einschneidendes Erlebnis, welches für ganz viele neue Möglichkeiten, auch in beruflicher Hinsicht, in meinem Leben gesorgt hat.

Ich wünsche dir auf deiner Reise alles Liebe, viel Kraft und Zuversicht.

Wenn du Kontakt zu Jacqueline aufnehmen möchtest, scanne gerne den folgenden QR-Code oder gebe die folgende URL in deinen Browser ein:

www.mariechristinholland.com/
kinderwunschbuch-autorinnenliste

Kinderwunsch – eine Zeit zwischen Medizin und Meditation

von Magdalena Hehlgans

Ich freue mich sehr, Teil dieses interessanten und vor allem wichtigen Projektes zu sein. Viel zu selten wird offen über das Thema Kinderwunsch gesprochen, gerade wenn dieser schwer oder auch gar nicht zu erfüllen ist. Scham und die Angst, etwas Falsches zu sagen, stehen oft im Weg und führen zu Sätzen wie:

»Dann soll es eben nicht sein.«

»Du bist zu verbissen.«

»Fahrt doch einfach mal in den Urlaub.«

Auch wenn es höchstwahrscheinlich nett gemeint ist, fühlt man sich als Betroffene häufig eher unverstanden. Umso wichtiger ist es daher, den Betroffenen zu vermitteln, dass sie nicht allein sind und jedes Gefühl normal und okay ist.

Bei mir startete die Kinderwunschreise, nachdem ich meine Kupferkette zur Verhütung nach sechs Jahren hatte entfernen lassen, direkt mit dem Gefühl: »Es könnte schwierig werden.«

Wie sich vermuten lässt, klappte es nicht mit dem Schwanger werden. Eventuell war es mein Körpergefühl, das mir seit Anfang unserer Kinderwunschreise sagte, dass irgendwas nicht stimmt. Wenn ich mich in der kommenden Zeit besonders schlecht fühlte, verurteilte ich mich selbst, dass ich sofort mit einer selbsterfüllenden Prophezeiung in diese Zeit gegangen war. Was ich zunächst noch versuchte, als »normal« zu kategorisieren, wurde immer zäher und schwerer. Ich war in der Zeit sehr überrascht davon, wie schnell meine innere Empfindung umschwang: der Wechsel vom anfänglichen euphorischen Gefühl, dass man nun in aller Freude, Hoffnung und Liebe gemeinsam eine Familie gründete, hin zu monatlichen Ovulationstests, Fruchtbarkeitspillen und -tees, gekrönt von vielen negativen Schwangerschaftstests.

Als ich meine Gynäkologin konsultierte, sprach auch diese von zu viel Stress und Verbissenheit. Ich wollte mich ja entspannen. Dies wurde jedoch zunehmend schwieriger.

> Als kein Ovulationstest mehr den heiß erwarteten Smiley anzeigte, der den bevorstehenden Eisprung ankündigte, und ich auch keine Periode mehr bekam, wurde ich nervös und ging erneut zur Ärztin.

Sie meinte, dies komme vom Stress und wir sollten uns entspannen und es ein weiteres Jahr versuchen. Die zur Sicherheit durchgeführte Bauchspiegelung war ohne Befund und die Eileiter durchgängig (Eileiterdurchlässigkeitsprüfung). Inzwischen war ich einfach nur noch traurig. Ich weinte bei jeder Verkündigung einer Schwangerschaft, nicht aus Missgunst, sondern weil ich so unendlich enttäuscht war, dass es bei uns nicht klappen wollte.

> Die Angst, kinderlos zu bleiben, beherrschte meine Gedanken. Ich verstand nicht, weshalb ich so ein Pech hatte und es dafür nicht einmal einen medizinischen Grund geben sollte.

Bei meinem Mann war alles in Ordnung und ich hatte zwar keinen Zyklus mehr, sollte mich aber bloß nicht stressen … Leichter gesagt, als getan.

Ich kam mir hysterisch vor, als ich, einem inneren Impuls folgend, im Kinderwunschzentrum in Hamburg anrief und einen Termin machen wollte. Ich erinnere mich, dass ich mich dafür entschuldigte, anzurufen. Da ein anderes Paar abgesagt hatte, bekamen wir einige Tage später spontan einen Termin. Ich weiß noch sehr gut, dass ich mich an diesem Ort sehr aufgehoben fühlte. Die Ärztin nahm sich eine Menge Zeit und es folgten viele Untersuchungen und eine engmaschige Beobachtung meines Zyklus. Von hier an überschlugen sich die schlechten Nachrichten:

> Meine Eizellreserve sei viel zu gering für mein Alter und gemeinsam mit dem Hormonstatus, dem Zustand der Gebärmutterschleimhaut und der Eierstöcke ließ alles darauf schließen, dass ich auf eine verfrühte Menopause zusteuerte.

Unsere einzige reelle Chance wäre wahrscheinlich eine künstliche Befruchtung. Und zu lange sollten wir die Entscheidung nicht aufschieben.

> Ich fiel in ein Loch aus Trauer, Unglauben und vor allem Wut. Diese ließ ich an meinem Mann aus. Ich machte ihn für alles verantwortlich und gab ihm die Schuld, dass wir zu lange gewartet hat-

ten, und nun sei es zu spät, ein Kind zu bekommen.

Ich glaube, es verging kein Tag, an dem ich nicht weinte. Ich bin dankbar und glücklich, in der Zeit meinen Mann an der Seite gehabt zu haben, der, ohne zu zögern, den Weg mit mir ging, der pragmatisch alles mitmachte, was getan werden musste, und immer wieder sagte, dass wir ein glückliches Leben führen würden – ob mit oder ohne Kind.

Obwohl die Zeit schwer und ich voller Traurigkeit war, fühlte ich mich gleichwohl aber endlich verstanden. Nun gab es zumindest einen Fahrplan. Zu der Zeit verspürte ich immer stärker den Impuls, nach all den schlechten Nachrichten und mit Aussicht auf den Weg, der vor mir lag, etwas für mich zu tun und wieder mehr in meiner Mitte und im Vertrauen anzukommen. Zufällig kontaktierte mich in diesem Zeitraum eine Bekannte und berichtete mir, dass sie mit einer Kollegin ein Online-Zyklustraining für Frauen anbieten würde. Ich wusste überhaupt nicht, was ich damit anfangen sollte, und nahm am Info-Call teil. Die Atmosphäre während dieses Meetings war so bereichernd, dass ich mich entschloss, teilzunehmen. Der Kurs beinhaltete ein Treffen jeweils zu den weiblichen Zyklusphasen Winter, Frühling, Sommer und Herbst. Die Jahreszeiten beschreiben den jeweiligen Zeitpunkt im Zyklus:

Menstruation (Winter) – Phase vor dem Eisprung (Frühling) – Eisprung (Sommer) – nach dem Eisprung (Herbst).

Hierzu machten wir geführte Meditationen, lernten theoretische Hintergründe, erfuhren ein Theta-Healing, zelebrierten eine Kakaozeremonie, tauschten uns aus, tanzten und sangen Lieder.

Ich schaffte es, mich ganz auf diese Reise einzulassen. Indessen bekam ich auf einmal meine Peri-

> ode. Sie war schon monatelang ausgeblieben und es war auch nicht gelungen, sie medikamentös herbeizuführen. Nun hatten wir endlich die Möglichkeit, eine künstliche Befruchtung zu starten.

Beflügelt vom Kreis der Frauen und der Zuversicht und Stärke meines Mannes, starteten wir mit der Vorbereitung auf eine ICSI. Körperlich vertrug ich alles gut und psychisch schwankte ich zwischen Zuversicht und Angst.

> Es klingt etwas merkwürdig, aber während der Punktion und des Transfers hatte ich im Geiste die Frauen meines Zyklus-Trainings dabei. Ich sah vor meinem inneren Auge, wie wir uns an den Händen hielten und ich gehalten wurde von all der weiblichen Stärke.

Am Ende der Hormonstimulation konnten zwei Follikel punktiert werden, wovon eines befruchtet und mir bereits zwei Tage später wieder eingesetzt wurde. Bei einer Nachuntersuchung ergab sich dann, dass meine Gebärmutterschleimhaut wieder sehr gering aufgebaut war und die Chancen sehr schlecht stünden. Ich weiß noch, wie ich weinend in meinem Auto saß und die Welt nicht mehr verstand. Nach einem verzweifelten Tag gewann ich aber wieder die Oberhand über die Ausweglosigkeit. Ich malte Bilder, tat mir Gutes und genoss die Treffen mit der Frauengruppe.

Menschen, die den Weg der holprigen Kinderwunschreise kennen, wissen um die Intensität der zwei Wochen nach einem Eisprung beziehungsweise Transfer.

Ich glaubte nicht wirklich an einen Erfolg und machte 14 Tage nach dem Transfer einen Test – allerdings eher, um zu erfahren, ob ich die Medikamente zur Unterstützung bald absetzen könnte.

Er war positiv.

Ich konnte es nicht fassen. Während ich das hier schreibe, schläft meine kleine Mini-Chance, meine einzige befruchtete Eizelle und mein nun wunderbarer Sohn in der Trage vor meinem Bauch.

Ja, Wunder gibt es immer wieder.

Was mir geholfen hat – meine drei Tipps für die Kinderwunschzeit

1. Eine gute Begleitung für deinen Körper.
Für mich war es unerlässlich, eine gute und zuverlässige medizinische Begleitung auf körperlicher Ebene zu haben. Sicherlich gibt es Paare, die erst schwanger werden, wenn wirklich der Druck raus ist. Auch ich kenne diese Geschichten. Hätte ich aber auf diesen Tipp gehört, hätte ich jetzt ganz sicher keinen Sohn. Ich will damit sagen, dass zum Schwangerwerden auf rein körperlicher Ebene so viele Faktoren übereinstimmen müssen. Bei der Frau und auch beim Mann. Dies können mitunter sehr leicht zu behebende Dinge sein. Scheut euch nicht, einen Arzt zu wechseln oder eine zweite Meinung einzuholen.

2. Sei achtsam und in Liebe mit dir verbunden.
Was sich eventuell etwas geschwollen anhört, war für mich sehr wichtig. Ich hatte Zeiten, da habe ich meinen Körper verflucht. Warum ich? Warum spielt er mir diesen gemeinen Streich? Ich weiß, oller Spruch, aber: Dein Körper ist dein Tempel. Hier darf vielleicht ein neues Leben einziehen. Er will dir nichts Böses und den Weg des Kinderwunsches, gerade wenn er holprig ist, geht ihr zusammen. Versuche, Signale liebevoll zu deuten, ihn mit wertvoller Nahrung zu versorgen und ihm immer wieder die wohlverdienten Streicheleinheiten zu gönnen. Mir persönlich haben hier der Weg über Meditation und das Zyklustraining sehr geholfen. Ich sage es immer gerne und bin nach wie vor überzeugt: Ohne dieses wäre ich nicht schwanger geworden. Es hat mir zurück in meine Mitte geholfen und wieder das Vertrauen geschenkt,

dass mein Körper, jenseits von irgendwelchen Diagnosen, dazu bereit und in der Lage ist, ein Kind zu bekommen.

3. Du bist nicht allein.

Als ich das erste Mal im Wartezimmer der Kinderwunschpraxis saß, wusste ich es: Ich bin nicht allein. So viele machen Ähnliches durch. Und als ich mich öffnete und von unserem Weg erzählte, wurde mir bewusst, dass ich offenbar auch im engeren Umfeld nicht allein bin. Später beim Schwangerschaftsyoga waren etwa 30 Prozent der Frauen mit einer Behandlung im Kinderwunschzentrum schwanger geworden. Der Austausch mit Menschen, die Ähnliches erfahren haben, tat mir gut.

Über Magdalena Hehlgans

Ich bin 35 Jahre alt und lebe mit meinem Mann, meinem kleinen Sohn und unserer alten Katze in Hildesheim in Niedersachsen. Ich bin Sozialpädagogin von Beruf und liebe diese Aufgabe sehr. Ich habe eine Weiterbildung zur systemischen Beraterin sowie Schlafcoachin gemacht und möchte nach meiner Elternzeit unbedingt beratend tätig werden und freue mich jetzt schon auf alles, was da kommt. Die Liebe zum Yoga und zur Meditation begleitet mich wie eine sehr enge, alte Freundin. Nicht immer sehen wir uns jeden Tag oder regelmäßig. Mal vergehen Tage oder Wochen, da hören wir nichts voneinander. Dann brauchen wir uns wieder sehr und auf meiner Reise in die Schwangerschaft und währenddessen waren wir unzertrennlich. Gerade nähern wir uns wieder an und sie wartet geduldig, bis ich Zeit für sie habe.

Wenn du Kontakt zu Magdalena aufnehmen möchtest, scanne gerne den folgenden QR-Code oder gebe die folgende URL in deinen Browser ein:

www.mariechristinholland.com/
kinderwunschbuch-autorinnenliste

Wie sieht es denn eigentlich mit einem Kinderwunsch aus?

von Melanie Stranner

Melanie Stranner, geboren im Jahre 1977, mittlerweile stolze Mama einer Tochter (8 Jahre) und eines Sohnes (7 Jahre) möchte hier diese wunderbare Gelegenheit nutzen, um vielleicht genau dir mit meiner Geschichte Mut zu machen:

Mit 24 Jahren wurde ich, unverhofft und ohne große Planung, in einer nicht wirklich stabilen und länger andauernden Beziehung schwanger. Die ersten drei Tage waren geprägt von einer Achterbahn der Gefühle, von Schock, Freude und auch gedanklicher Planung, wie ich das alles schaffen könnte, wenn der Kindsvater und ich vielleicht keine gemeinsame Zukunft haben würden.

Nach wenigen Tagen bekam ich dann plötzlich sehr starke Unterleibsschmerzen und es folgte ein nächtliches Blutbad. Geschockt, verzweifelt und auch ängstlich wurde ich wach und konnte nicht glauben, wie viel Blut da war.

Durch falsche Scham (glaube ich heute) fiel ich in eine Art Schockstarre und Verdrängung … Ganze drei Tage kämpfte meine Gebärmutter auf natürlichem Wege, sich zu reinigen.

Auf Anraten zweier Wegbegleiter, denen ich mich anvertraute, suchte ich am vierten Tag einen Gynäkologen auf. Hier wurde mir vorgeworfen, ich spiele mit meiner Gesundheit, und ich wurde umgehend in das Krankenhaus zur Kürettage überwiesen.

Jetzt, wo ich das Erlebte hier niederschreibe, fällt mir auf, dass ich diese Zeit – bildlich gesehen – gelöscht hatte …

Ich stürzte mich in meine berufliche Arbeit und lernte ungefähr zwei Jahre später meinen jetzigen Ehemann kennen.

> Nach der Kennenlernphase von circa drei Monaten begannen, zusätzlich zu meiner immer schon sehr starken und langen Periode von zehn Tagen, sehr starke Zwischenblutungen. Die kann man sich so vorstellen, dass ich eigentlich immer geblutet habe, nur ein paar Tage im Monat nicht.

Hilflosigkeit, unzählige Gynäkologen-Besuche, Hormontherapien, Eiseninfusionen, Bachblütentherapien, Ernährungstipps und drei weitere Kürettagen folgten, da sich die Ärzte davon erhofften, so die Blutung stoppen zu können. Ich befand mich zu diesem Zeitpunkt in einer Art Tunnel, konnte nicht mehr klar denken, so schwach und ausgelaugt war mein Körper.

> Ich habe in diesem Zeitraum die Verantwortung für mein Leben voll und ganz den Ärzten übergeben und nach jedem Strohhalm gegriffen, der in Sicht war.

Da keinerlei Besserung eintrat, verlor ich zunehmend das Vertrauen in die Ärzte, dennoch wechselte ich erneut und holte mir die Einschätzung eines weiteren Arztes. Dieser verstand rasch, dass ich das »Standardprozedere« bereits mehrere Male erfolglos durchlaufen hatte und nicht mehr bereit war, eine der bereits misslungenen Therapien erneut zu beginnen.

> Hilflos und entkräftet saß ich nun im Behandlungsraum des mir wärmstens empfohlenen Gynäkologen, der einen Joker aus seinem Ärmel zog. »Wie sieht es eigentlich mit einem Kinderwunsch aus?!«, fragte er mich.

Erst dachte ich, mich verhört zu haben ...? Doch er wiederholte es und fügte hinzu, eine Schwangerschaft sei bei einer solch starken Periode und Zwischenblutung auf natürlichem Wege nicht möglich, jedoch eine wahre Chance, diese Blutungen zu stoppen, da sich durch eine Schwangerschaft die Gebärmutter oftmals selbst regeneriere.

Tja, was für ein »Strohhalm", welcher mir hier angeboten wurde? Heute würde ich behaupten, so eine Schnapsidee!

> Somit wurde dieser Strohhalm zu unserer neuen Thematik, beinahe könnte ich es sogar einen Lichtblick nennen. Damit wurde die »Kinderwunschphase« eingeleitet.

In der Zwischenzeit linderte eine Bachblütentherapie meine Schmerzen ein wenig und die Zwischenblutungen setzten auch manchmal aus. Jedoch selten bis nie, wenn wir verreisten – leider.

Es folgte nach eineinhalbjähriger Beziehung eine erste von drei negativen Befruchtungen. Es fällt mir sehr schwer, dafür heute die richtigen oder passenden Worte zu finden.

»Auf Autopilot« kommt mir in den Sinn.

Zum großen Druck der Erwartung kam die Angst dazu, dass dies auch nicht klappen könnte – vollgepumpt mit Hormonen und einem dicken Bauch, in dem mehrere »orangengroße« Eibläschen heranwuchsen, die alle nicht bereit waren, sich bei mir einzunisten.

> Es lag ein großer schwarzer Schatten über dieser Zeit. So fühlte es sich an. Von Selbstzweifeln, Energielosigkeit, Depressionen geplagt, war die dritte negative Befruchtung für mich trotz allem ein Schicksalswink, ein Schlüsselerlebnis. Zurückblickend wurde der Wendepunkt eingeleitet.
> Ich spürte, dass ich sofort etwas ändern musste, um nicht wortwörtlich »vor die Hunde zu gehen«.

Ich kündigte meinen Job, um mich neu zu ordnen. So durfte ich erkennen, dass meine Wünsche nicht erfüllbar waren. Also musste ich die Situation, ob es mir gefiel oder nicht, akzeptieren ... Annehmen.

Wir kamen auf die Idee, einen Hund als Ersatz-Kind im weitesten Sinne zu uns zu holen. Daraufhin folgte eine Ausbildung zur Hundephysiotherapeutin, ein zweiter Hund, eine Tätigkeit beim Tierarzt, ein dritter Hund, meine Selbstständigkeit als Hundephysiotherapeutin und Hairstylistin für Hunde. Die vierbeinigen Fellfreunde haben mich geerdet und halfen mir, wieder zu mir zu finden.

Dafür bin ich ihnen heute noch sehr dankbar. Meine Zwischenblutungen waren noch da, aber seltener und auch dies nahm ich – so gut es mir möglich war – an. Immer weiter tauchte ich in Ausbildungen, die Alternativmedizin und Spiritualität ein.

> Es ging mir gut, mein Leben hatte mich wieder! Mittlerweile haben mein Mann und ich geheiratet und auch wenn damals niemand von uns beiden medizinisch gesehen als zeugungsunfähig erklärt worden war, bin ich meinem Mann bis heute sehr dankbar dafür, dass er mit mir diesen Weg gegangen ist.

Last but not least: Mit der Zeit wurde jede um mich herum schwanger und als meine Schwester dann ebenfalls ein Kind erwartete, erkannte ich, dass die Freude für ihr Glück in mir nicht mehr so einen stechenden Schmerz auslöste. Ich war erfolgreich in meinem eigenen Sein angekommen.

Doch es gab noch einen weiteren Grund, den ich bei einer gynäkologischen Routinekontrolle erfahren durfte. Veränderungen an meinem Körper hatte ich sehr wohl wahrgenommen, jedoch war dieses Thema – schwanger zu werden – für mich so weit weg gewesen, dass ich die Anzeichen schlichtweg ignoriert hatte.

Am 21.12.2013 hielt ich das erste Bild meiner Tochter in den Händen ... Ich war im dritten Monat schwanger. 2015 kam dann auch schon ihr kleiner Bruder auf die Welt. Meine Zwischenblutungen waren nach den beiden Schwangerschaften genauso präsent wie zuvor. Mein Körper nahm die Eiseninfusionen leider nicht mehr an und es war allgemein sehr kräftezehrend für mich, weshalb ich mir meine Gebärmutter schweren Herzens und mit großer Dankbarkeit vor einiger Zeit habe entfernen lassen müssen.

Was mir geholfen hat – meine drei Tipps für die Kinderwunschzeit

1. Verliere dich nicht im Tunnel der vielen Möglichkeiten, ein Kind zu bekommen.
Fühle in dich hinein, ob diese oder jene Möglichkeit sich für dich gerade stimmig anfühlt. Vertraue voll und ganz deiner Intuition und lass dich nicht lenken von Ärzten oder anderen Personen im Außen.

2. Sprich darüber, tausche dich aus, wenn du das möchtest und akzeptiere, so wie ich es getan habe – oder zieh dich lieber zurück, wenn du das möchtest. Jeder Umgang ist in Ordnung.
Manchmal kann Stille mehr als tausend Worte. Schreibe ein Tagebuch. Steh zu dir, deinen Gefühlen und deinen Grenzen.

3. Erkenne den Reichtum in dir und auch im Außen ohne erfüllten Kinderwunsch und entdecke deine Möglichkeiten, die du dadurch bekommst oder verändern möchtest.
Vergiss nie, du wurdest schon als vollständig perfekte Frau geboren, so wie du bist. Manchmal trübt der Nebel uns die Sicht, also lerne, deine Situation anzunehmen, wie sie gerade ist, und lasse daraus etwas Neues entstehen. Das Loslassen geschieht dann von ganz allein und bringt Heilung zu dir.

Über Melanie Stranner

Das Leben ist eine Reise! Heute bin ich sehr dankbar für jede einzelne Herausforderung in meinem Leben. Dadurch habe ich mich selbst gefunden und lebe mittlerweile meine Berufung. Zusammen mit der geistigen Welt helfe ich vielen Suchenden, vom Weg abgekommenen Seelen, ihren Seelenweg zu finden, um ihn zu leben.

Das bin ich: Visionärin, spiritueller Lifecoach, Trance- & Channel-Medium aus Leidenschaft. Als Naturfreundin, Hundeliebhaberin, Familienmensch bereise ich sehr gerne die Welt.

Meine Wege und Prozesse, die ich durchlaufen durfte, haben mir Türen geöffnet, um zu erkennen, wer ich bin und was ich möchte. Deshalb bin ich heute überglücklich, durch meine Arbeit mit der geistigen Welt zusammen, anderen lieben Seelen die Hand zu reichen, um ihren Seelenweg zu finden und diesen zu leben.

Ein herzliches Dankeschön liebe Marie-Christin, dass ich hier mit meiner Lebensgeschichte dabei sein darf und durch das Niederschreiben eine ganz wundervolle Heilung erfahren durfte. Namasté.

Dir, liebe Leserin, wünsche ich auf diesem Wege Trost, Mut und das nötige Vertrauen in dich selbst, um deinen einzigartigen Lebensweg in Liebe zu gehen.

Wenn du Kontakt zu Melanie aufnehmen möchtest, scanne gerne den folgenden QR-Code oder gebe die folgende URL in deinen Browser ein:

www.mariechristinholland.com/
kinderwunschbuch-autorinnenliste

Endometriose, Kinderwunsch, Fehlgeburt – mein Weg zurück in die weibliche Kraft

von Sarah Link

Meine Kinderwunsch-Reise begann während einer Routineuntersuchung bei meiner Gynäkologin im Herbst 2019. Sie blickte mich entgeistert an und nahm all ihre Werkzeuge, um jede einzelne Ecke meines Intimbereichs zu untersuchen. Dann schaute sie mich an und meinte: »Sie haben sehr wahrscheinlich Endometriose.«

»Endo-WAS?«, hörte ich mich sagen. Ich wurde ins Wartezimmer gesetzt und sie tätigte einige Anrufe für mich. Mein Kopf ratterte und ich stand völlig neben mir. Eine Stunde später hatte ich einen Termin zum MRT (Magnetresonanztomographie) des kleinen Beckens, eine Überweisung zur Magen- und Darmspiegelung und einen Termin in einer Endometriose-Sprechstunde einer Uniklinik.

Es gab eine Sprechstunde für eine Krankheit, von der ich noch nie zuvor in meinem Leben gehört hatte?!

Ab diesem Zeitpunkt passierte alles auf Autopilot. Ich ließ die Untersuchungen über mich ergehen und der Verdacht bestätigte sich: Endometriose in der Scheide, auf dem linken Eierstock sowie eine 4 cm große Zyste hinter dem Steißbein.

Im Dezember 2018 hatten wir uns entschieden, nicht mehr zu verhüten. Wir hatten im Sommer geheiratet und angefangen, unser Haus zu bauen. Unsere Beziehung war nach acht Jahren sehr gefestigt. Die Vorstellung, eine eigene Familie zu gründen, fühlte sich noch etwas neu und ungewohnt an, aber wir waren mutig und freuten uns einfach auf alles, was kommen mochte. Nach einem halben Jahr Probelauf war ich noch entspannt und dann kam alles anders bei der Routineuntersuchung.

ENDOMETRIOSE – vielleicht gehörst du auch zu den Frauen, die über diese Krankheit noch nie etwas gehört haben. Oder du nickst gerade, weil es so oder so ähnlich bei dir angefangen hat oder du die Diagnose nach einer Bauchspiegelung erhalten hast.

Endometriose ist eine chronisch verlaufende, gutartige Erkrankung. Bei dieser wächst Gewebe, ähnlich der Gebärmutterschleimhaut, außerhalb der Gebärmutter. Das kann zum Beispiel an den Eierstöcken, im Bauch- und Beckenraum, am Bauchfell oder Darm passieren – meist begleitet von starken Schmerzen. Unfruchtbarkeit ist eine weit verbreitete Folge.

Ich weiß nicht, ob du auch über genau den gleichen Satz wie ich gestolpert bist, aber in jeder, in JEDER gruseligen Broschüre, die ich von Ärzten erhalten habe, las ich heraus, dass es mit dem Kinderwunsch verdammt schwierig werden würde.

»Die Hauptursache für Kinderlosigkeit.«

Puh, das hatte gesessen und sich unbewusst in meinem Inneren verankert. Es dauerte verdammt lange, bis ich diese Aussage für mich wieder loslassen konnte, weil ich wusste, dass sie nicht meiner Wahrheit entsprach.

Einige Monate später saß ich dann mit meinem Mann an meiner Seite in der Uniklinik und nach zwei Untersuchungen erklärten sie mir detailliert, dass ich eine sechsstündige Operation vor mir hätte und wie diese ablaufen würde. Die Endometriose-Herde auf meinem linken Eierstock müssten entfernt werden. Sehr wahrscheinlich würden Teile oder im schlechtesten Falle der komplette Eierstock entfernt werden.

Dazukäme, dass ich im Inneren genäht werden müsste, sodass ich als Konsequenz daraus keine Kinder auf natürlichem Weg gebären könnte, sprich: nur noch ein Kaiserschnitt möglich wäre.

Nach all diesen Informationen wurden wir gefragt, ob wir nach der Operation direkt Kinder haben wollten. Wenn ja, dann würden sie uns auf die Kinderwunschklinik im Haus verweisen, denn unmittelbar nach der Operation wären die Chancen am größten, dass es klappen könnte.

Puh, Überforderung pur. Wir blickten uns an und entschieden, es erst mal ohne Kinderwunschklinik zu versuchen. All die neuen Informationen zur Operation hatten mein System eh schon maximal überfordert. Wir fuhren nach Hause und ich weinte tagelang.

> Ich fühlte mich hilflos und total allein. Allein mit meinen Sorgen, alleingelassen von meinem Körper, der »nicht funktionierte«.
> Einfach ALLEIN.

Am 11.11. sollte meine Operation in Mainz, in der Karnevalshochburg schlechthin, stattfinden. Ich stellte mir schon vor, wie ich im Aufwachraum liegen würde und um mich das Karnevalsgetöse zu hören wäre. Bis zu diesem Zeitpunkt liebte ich Fastnacht und alles, was mit Party zu tun hatte, aber doch nicht an meinem OP-Tag! Ich malte mir aus, wie mein Mann überhaupt nicht mit dem Auto durch die Stadt kommen würde, um mich zu besuchen.

> Alles in mir wehrte sich gegen diese OP – aber was sein muss, MUSS sein.

Einige Tage später erzählte ich meinem Meditationslehrer von meiner Erkrankung und der Operation und er war es, der diesen wundervollen Schlüsselsatz zu mir sagte:

»Sarah, eine OP kann man auch absagen.«

Ich glaube, in diesem Moment sind ganze Dämme gebrochen. Er sprach das aus, was ich in mir gespürt hatte, aber niemals gewagt hätte, laut auszusprechen. Ich hätte mich nie getraut, diesen Gedanken wirklich Raum zu geben.

> Und plötzlich wusste ich ganz tief in mir, dass ich diese Operation nicht nur verschieben würde, sondern dass sie überhaupt nicht stattfinden würde.

Mein Lehrer hat ein großes Wissen über den Ayurveda und erzählte mir von der Pancharkarma Kur (ayurvedische Entgiftungskur), der Königsdisziplin im Ayurveda. Der Ayurveda mit seinem uralten Wissen hat einen ganzheitlichen Blickwinkel auf Erkrankungen und deren Entstehung.

In der bewegten Meditation ließ ich all meinen Gefühlen Raum, weinte und weinte und kam immer tiefer bei mir an. Ich fand den Glauben an mich selbst, meine intuitive Kraft wieder und fühlte mich stark. Viel stärker als all die Wochen davor.

Ich war wieder mit meinem Herzen verbunden. Ich ließ nicht andere Menschen über meinen Gesundheitsweg entscheiden. Ich verstand, dass es nun Zeit wurde, das Ruder wieder selbst in die Hand zu nehmen, das ich einfach abgegeben hatte. Schließlich ging es um meinen Körper, um meine Gesundheit, um mein Leben.

Ich sagte die Operation ab. Der Klinikbericht dazu war gar nicht prickelnd. »Patientin braucht noch Bedenkzeit. Wir empfehlen ihr, in der Zwischenzeit auf Grund der fortgeschrittenen Erkrankung Hormone einzunehmen und schnellstmöglich eine Entscheidung zu Gunsten der OP zu treffen.« So oder so ähnlich waren die Worte der Klinik im gruseligen Fachjargon.

Mein Umfeld war in Panik, als sie von der OP-Absage erfuhren. Sie verstanden die Welt nicht mehr. Eine Freundin sagte mir, dass sie meine Entscheidung nicht gutheißen würde. Puh, was für eine Aussage. Heute merke ich erst, wie übergriffig das war.

Stück für Stück holte ich mir meine Selbstbestimmung zurück. Wer hatte das Recht, mir zu sagen, dass ich mich operieren lassen müsste? Wer schrieb mir vor, wann ich dies tun sollte?
Mein Körper, meine Regeln.

Ich hatte mein halbes Leben Periodenschmerzen erlitten und hielt dies für »normal«. Aber war es wirklich normal, Schmerzen zu haben? Es wurde von Gynäkologen nicht ernst genommen und irgendwie hatten ja auch fast alle meiner Freundinnen Schmerzen.

> Ich erkannte, dass die Endometriose ein Weckruf meines Körpers war und ich nun endlich, endlich hinhören musste.

Später ist mir dieser Spruch über den Weg gelaufen: »Erst flüstert dein Körper, dann schreit er.« Daher mein Appell an alle Frauen da draußen: PERIODENSCHMERZEN SIND NICHT NORMAL! Die Ursache muss keine Endometriose sein, jedoch möchte dir dein Körper etwas sagen. Lerne, hinzuhören, lerne ihn zu verstehen.

Heute kann ich mich tiefer in andere Menschen und auch in die Ärzte der Uniklinik versetzen. Ich mag keinen Groll haben, dass sie mir etwas überstülpen wollten.

> Ich glaube rückblickend, dass ich es genauso gebraucht habe. Als Wachrüttler, um endlich aus dem Tiefschlaf zu erwachen. Um endlich zu verstehen, dass ich für meine eigenen Bedürfnisse einstehen muss, dass ich auf mich und meine Intuition vertrauen kann und diese Verantwortung nicht einfach anderen übergeben kann.
>
> In meinem Mann und mir war immer schon ein tiefes Vertrauen, dass unser Kinderwunsch auf natürlichem Wege in Erfüllung gehen würde.

Einige Wochen nach meiner neu gewonnen Klarheit saß ich in der Ayurveda-Klinik Bad Ems. Der Arzt gab mir viele Tipps bezüglich Ernährung, Bewegung und Entschleunigung meines Alltags mit. Ich vereinbarte einen Termin für eine Pancharkama-Kur im Dezember, um so die Endometriose zu verringern und unseren Kinderwunsch zu erfüllen. Wir waren positiv bestärkt und ich fühlte, dass das der richtige Weg für mich war.

Bis zum Kuraufenthalt vergingen ein paar Monate, in denen ich mich mit Podcasts mit den Themen Persönlichkeitsentwicklung und Mindset-Arbeit beschäftigte. Dadurch erhielt ich einen ganz anderen Blick auf mich und die Welt. So wurde ich immer reflektierter und verstand mehr Zusammenhänge in meinem Leben.

Im Oktober überkam mich die Sehnsucht, allein ans Meer zu fahren und die Erlebnisse sacken zu lassen. Meer und Stille – Selfcare-Zeit nur für mich –, ein Traum. Ich buchte für ein verlängertes Wochenende einen kleinen Bauwagen als Unterkunft, mitten in der Pampa, direkt am Wasser in Holland.

Mein Mann meinte zu mir: »Du musst das jetzt einfach machen, oder?« Und ich nickte nur.

> Und so saß ich in meinem Auto und fuhr zum ersten Mal allein in den Urlaub. Ich hatte viele Fragen im Gepäck. Wer bin ich und wer möchte ich überhaupt sein?

Die Stille war heilsam und herausfordernd zugleich. Mir wurde klar, dass mein Beruf der Lebensbereich war, der am dringendsten Veränderung nötig hatte. Zuvor hatte ich nie an eine Selbstständigkeit gedacht, aber ich wollte mich nicht mehr so eingeengt fühlen wie in meinem Angestelltenverhältnis. In mir wurde die Stimme lauter, dass ich das Thema Meditation in die Welt tragen wollte. An diesem wundervollen Ort ist »Meditation mit Herz« entstanden – der Name, mit dem ich später in meine Selbstständigkeit startete.

Das Herzstück des Ayurvedas – die Panchakarma-Kur

Und dann war er da, der Tag der Tage. Mein Mann setzte mich bei der Ayurveda-Klinik ab und fuhr nach Hause. Da saß ich nun in einem superkleinen Zimmer, ohne eine Idee, was mich erwarten würde.

Durch wohltuende Ölmassagen, gesunde Ernährung und individuelle Gesundheitsmaßnahmen wurden Stoffwechselrückstände sowie Giftstoffe ausgeleitet. Gleichzeitig sollten sich durch viel Ruhe, leichtes Yoga, Wechselatmungs-Übungen und Spaziergänge das Nervensystem beruhigen und die Selbstheilungskräfte aktiviert werden, sodass mein Körper in sein natürliches Gleichgewicht zurückfinden konnte.

In diesen zehn Tagen habe ich in kein Buch geschaut, nicht ferngesehen und mein Handy nur für Telefonate mit meinem Mann genutzt. Ich brauchte keine Ablenkung. Ich konnte in den Tagen einfach nur sein und das hat mir voll und ganz gereicht. Denn mein Körper fing an, sich selbst zu heilen. Es war eine Leere in mir und ich fühlte, wie alles in mir still wurde. Ein Gefühl von Glückseligkeit und Harmonie als ganz natürlicher Seinszustand. Ich spürte, wie ich selbst bei mir ankam.

Am 24. Dezember – Heiligabend – wurde ich entlassen. Es war ein komisches Gefühl, nach diesem intensiven, zeitlosen Erlebnis nach Hause zurückzukehren.

Eine Freundin besuchte mich, schaute mir in die Augen und sagte: »Wahnsinn, wie sich deine Gesichtszüge in so einer kurzen Zeit verändert haben.« Sie sah die Entspannung und die Gelassenheit, die ich wohl nach Außen ausstrahlte. Meine Züge waren viel weicher und wärmer geworden.

Drei Monate nach meinem Aufenthalt erkannte meine Gynäkologin, dass sich die sichtbaren Endometriose-Herde verkleinert hatten, sodass wir davon ausgingen, dass sich weitere Herde ebenfalls verkleinert hatten.

Ein Erfolg auf ganzer Linie. Auch meine starken Regelschmerzen hatten sich reduziert. Dass eine Kur so tiefgreifend auf allen Ebenen wirken kann, hätte ich nie für möglich gehalten.

Mein Alltag nach der Ayurveda-Kur

Ich hielt mich noch lange an die Ernährungsempfehlungen, kochte frisch und plante mir Pausen für Yoga, Meditation oder tägliche Spaziergänge ein. Das war nicht immer leicht mit Vollzeitjob und Hausbau. Aber ich wusste, dass ich gerade die richtigen Prioritäten setzte. Meine Gesundheit und mein Wohlbefinden standen an erster Stelle. Ich wollte weiter heilen und unser baldiges Zuhause mit Nachwuchs krönen.

Meine Periode – Seelenauszeit ganz für mich

Ich hatte mein halbes Leben lang unheimliche Periodenschmerzen gehabt und mich betäubt von Schmerzmitteln zur Arbeit geschleppt. Doch jetzt hatte sich meine Sichtweise auf die Periode und meinen Körper gravierend verändert. Wenn Körper, Geist und Seele im Einklang sind, muss der Körper nicht mit Schmerzen auf sich aufmerksam machen.

> Nach der Kur habe ich mir viel Raum für mich genommen. »Seelenzeit« nannte ich diese Zeit des Rückzugs liebevoll.

Ich hatte mich ohne schlechtes Gewissen ein bis zwei Tage krankgemeldet, weil ich wusste, dass mein Körper diese Tage in Ruhe brauchte.

Unser Kinderwunsch-Coaching

Ich traf eine wundervolle Frau, die sich dem Thema Kinderwunsch ganzheitlich widmete. Ich fühlte mich von ihr gesehen und spürte, dass sie mich weiterbringen würde. Sie gab mir unterschiedliche Impulse, war Seelentrösterin,

Vertraute und Mentorin zugleich. Hier konnte ich erstmals wirklich frei über meine Ängste und Sorgen in Bezug auf unseren Kinderwunsch sprechen.

Sie gab mir Tipps zu wichtigen Nahrungsergänzungsmitteln, zur idealen Kinderwunschernährung, wie ich Giftstoffe aus meinem Alltag verschwinden lassen konnte (Thema: Cremes, Waschmittel, Reinigungsmittel etc.) und betonte mehrfach, wie genial Fastenkuren für das Einstellen einer gewünschten Schwangerschaft wirken, und gab mir hier genaue Anleitungen an die Hand und noch so vieles mehr.

Weiterhin arbeitete sie in unseren gemeinsamen Sessions kinesiologisch mit mir. Damit half sie mir, versteckte Glaubensmuster und Überzeugungen aus meinem System zu verabschieden und hier wieder Balance herzustellen. Ich lernte, wie ich mich über die Meditation mit unserer Babyseele, die zu uns kommen wollte, verbinden konnte. Und sie lehrte mich spezielle Meditationen, mit denen ich Kontakt zu meiner Gebärmutter aufnehmen konnte. Dies war völliges Neuland für mich. Nach einiger Zeit konnte ich meine Gebärmutter psychisch wahrnehmen.

> Ich fühlte mich als Frau viel verbundener mit mir selbst. Dies hatte ebenfalls positive Auswirkungen auf die Sexualität zwischen mir und meinem Mann.

Die Krönung war eine Akasha-Lesung. Ich hatte keine Ahnung, was die Akasha-Chronik überhaupt war, aber ich war neugierig und gespannt, was mich erwarten würde. Einige Fragen lagen mir auf dem Herzen, also ließ ich mich auf die Lesung ein.

Ich spürte, dass die empfangenen Worte direkt von meiner Seele aufgenommen wurden. Es brachte vieles in mir in Heilung.

Zeit für berufliche Veränderungen

Ich traf die Entscheidung, ein einjähriges Businessprogramm zu besuchen, um meine Selbstständigkeit aufzubauen. Und so kam der Schritt, der längst fällig gewesen war: Meine Unzufriedenheit im Beruf wurde immer unerträglicher und ich ließ ihn einfach los, mit dem Vertrauen, dass ich bald mein Business starten würde.

> Und dieses LOSLASSEN war wohl genau das, was ich gebraucht hatte, denn mit der Entscheidung, zu kündigen, wurde ich zum ersten Mal schwanger – nach fast anderthalb Jahren.

Kurze Überforderung machte sich breit. »Ein eigenes Business aufbauen und gleichzeitig Mama werden, puh, das wird was …«, dachte ich zuerst. Aber dann entspannte ich mich und wusste, dass alles genau so sein sollte.

Die Gynäkologin bestätigte meine Schwangerschaft. Ich war überglücklich und freute mich riesig auf den neuen Lebensabschnitt. Ich wandelte mit Herzchen in den Augen umher und alles war so viel leichter. Abends lag ich im Bett und sagte zu meinem Ehemann:

> »Ich weiß gar nicht, wie ich noch glücklicher sein könnte.« Ich schwebte auf Wolken und in mir war einfach nur pures Glück.

Die engsten Freunde und die Familie wussten Bescheid und alle freuten sich natürlich total für uns. Die 12. Schwangerschaftswoche nahte und ich plante die Verkündung auf meiner Arbeitsstelle. Doch dann kam alles anders, als gedacht …

In der 12. Woche hatte ich einen Tropfen Blut in meinem Höschen und wunderte mich darüber. Da Wochenende war, musste ich mich gedulden. Montags ging ich zur Praxis und eine Frauenärztin machte einen Ultraschall.

> Nach einigen Sekunden Stille schaute sie mich entsetzt an und sagte mir, dass sie keinen Herzschlag erkennen könnte. Ihre Worte drangen gar nicht richtig zu mir durch. Es war so unreal, so fern. Sie sagte mir, dass sie neue Endometriose-Herde sehen könnte und ich sie bei der Ausschabung entfernen lassen sollte.

Wie, kein Herzschlag? Wie, Ausschabung?

Sie holte meine Gynäkologin zur gemeinsamen Besprechung hinzu.

Kurze Zeit später stand ich ganz verloren mitten in der Praxis zwischen Anmeldung und Eingangstür und wartete auf meine Überweisung für die Ausschabung. Ich bekam den Zettel und meinen Mutterpass in die Hand gedrückt und dann war ich auf mich allein gestellt.

Auf der Straße fing ich heftig an, zu weinen, und rief meinen Mann an.

Wie im Tunnel fuhr ich nach Hause. Es fühlte sich an, als wäre im Bruchteil von Sekunden mein Herz zersprungen.

Zuhause funktionierte ich ganz automatisch. Ich informierte enge Freunde. Rief meinen Vater an, damit er die Hiobsbotschaft auch meiner Mutter und Oma überbringen konnte. Ich hatte nicht die Kraft, mit meiner Mutter zu sprechen. Ich wusste, wie sehr sie es uns gewünscht und wie sehr sie sich auf das Baby gefreut hatte.

Meine Mädels waren total lieb. In den nächsten Tagen kamen Blumen, liebe Briefe, Nachrichten und viele weitere schöne Aufmerksamkeiten. Meine beste Freundin buchte ein Zugticket, um mir beizustehen. Auf der Arbeit regelte eine Kollegin alles für mich, sodass ich dort keine Energie aufbringen musste.

> Die Tage kamen mir so vor, als wäre die Zeit stehengeblieben. Da ich nicht zur Arbeit ging, war keinerlei Rhythmus, keine Struktur da. Ich hatte den Raum für alles, was sich zeigen wollte.

Die Zeit war intensiv. Ich ging viel spazieren, traf mich mit einer engen Freundin oder rollte mich vor dem Fernseher ein. Manchmal lag ich einfach so auf einer Wiese und schaute in den Himmel oder genoss die Stille um mich herum.

In meiner Familie fiel der Satz: »Sarah will gerade niemanden sehen.«

Nein, so war es eigentlich nicht. Ich suchte mir die Menschen aus, die mich gerade unterstützen, nähren und halten konnten, so, wie ich es brauchte.

> Die Zeit war jedoch nicht nur traurig und furchtbar. Ich hatte Zeit, um zu sein, Zeit, um zu heilen. Ich spürte Dankbarkeit in mir, wenn Menschen liebe Worte sagten, tiefes Mitgefühl zeigten oder mich spüren ließen, dass ich nicht allein war. Ich konnte all dies in meinem Herzen fühlen. Ich hatte mein Herz nicht komplett verschlossen. Für die Liebe war immer noch ein Hintertürchen geöffnet.

Ich rief im Klinikum an, um einen Termin zur Ausschabung zu vereinbaren. Dort wurde mir wenig mitfühlend gesagt, dass in den nächsten Tagen keine Termine frei wären und ich mich gedulden sollte. Falls ich aber Blutungen bekommen würde, sollte ich sofort notfallmäßig kommen. Diese Aussage verunsichert mich. Also war es jetzt gefährlich für mich, zu warten?! Ich hatte absolut keine Ahnung.

Ich rief abends bei meinem Bruder an, um ihm von der Fehlgeburt zu erzählen. Meine Schwägerin erzählte mir, dass es auch die Möglichkeit gab, abzuwarten, bis der

Körper die kleine Geburt von allein einleitete. Bei ihrer Freundin war es vor einigen Wochen so gewesen.

Ich wusste intuitiv, dass dies auch mein Weg sein würde. Nach einiger Recherche fanden wir eine Doula, die auch die Unterstützung für kleine und stille Geburten anbot. Gerade mein Mann machte sich Sorgen, ob »einfach abzuwarten« die Lösung war. Er hatte Angst, dass ich eine Vergiftung oder Ähnliches erleiden könnte.

Am nächsten Tag meldete sich die Doula bei meinem Mann und beruhigte ihn. Nachmittags telefonierte ich selbst mit ihr und war auch erleichtert. Es war schön, einen lieben Menschen an der Seite zu wissen. Sie gab mir den Kontakt einer Sternenkind-Organisation, an die wir uns wenden konnten.

> Nun ging ich auf die Suche nach einer Hebamme, die mich bei der stillen Geburt medizinisch unterstützen könnte. Ich telefonierte einige in unserer Umgebung ab, erzählte wieder und wieder meine Geschichte. Leider wollte oder konnte mich keine Hebamme unterstützen.

Eine Freundin übernahm die Suche für mich und wurde schließlich fündig. Die Hebamme war ehrlich und geradeheraus, was mir unheimlich guttat. »Sarah, hier gibt es kein Schwarz-Weiß-Denken. Du kannst dich jeden Tag neu entscheiden. Wenn Komplikationen auftauchen, haben wir eine großartige Notfallfallmedizin. Du hast also alle Zeit der Welt.«

Ich vereinbarte einen Termin bei einer anderen Gynäkologin, der laut Webseite an einer ganzheitlichen Sichtweise gelegen war. Sie war sehr nett, stand der kleinen Geburt jedoch kritisch gegenüber. Sie sagte, dass sich die Geburt wegen des ungeöffneten Muttermundes noch lange hinziehen würde und ein Infektionsrisiko bestand.

Ich fühlte mich nach dem Termin verunsichert. Sollte ich nun mir selbst, meiner Intuition und meiner Hebamme vertrauen oder doch lieber der Ärztin?

Zeit zu Zweit – Moselwochenende und kleine Geburt

Mein Mann und ich hatten einen Wochenendtrip an die Mosel geplant. Er hatte Angst, dass die kleine Geburt vielleicht in der Ferienwohnung stattfinden würde, doch ich fühlte, dass uns diese Auszeit guttun würde, und bestand darauf, sie wahrzunehmen.

Wir wanderten, genossen die Zeit zusammen, gingen abends aus und redeten über all die Ereignisse.

Tagsüber ging es mir dann immer schlechter. Ich hatte Unterleibsziehen, so wie ich es von meiner Periode gewohnt war. Wieder zuhause legte ich mich hin und ruhte mich aus.

> Kurz darauf merkte ich, dass gerade irgendwas passiert war. Ich meine, mich an ein »Platsch«-Geräusch zu erinnern. Mein Höschen wurde nass und ich wusste, dass die Fruchtblase geplatzt war und es nun losgehen würde.

Die Wehen setzten ein und ich machte alles ganz intuitiv. Ich sagte meinem Mann, was ich gerade brauchte, informierte die Hebamme, wanderte hin und her, ruhte mich immer wieder aus und wollte viel für mich sein.

> In mir wurde mein Urvertrauen geweckt und ich wusste einfach, dass alles gut gehen würde.

Irgendwann schlief ich erschöpft ein. Am nächsten Morgen ging ich auf die Toilette. Ich hatte dort ein Auffangsieb für unseren Krümel stehen und dann war er da. Zugegeben, der Anblick war etwas befremdlich, aber doch war ein kleiner Mensch zu erkennen.

Ich bemalte eine kleine Schachtel, legte ein Tuch und dann den Krümel hinein. Danach ging ich eine Runde spazieren und fühlte mich in mir selbst gestärkt.

> Ich hatte es geschafft. Ich fühlte, dass in mir viel Heilung geschehen war. Für mich, für meine Ahnenreihe und für alle zukünftigen Frauen.

Ich wanderte barfuß durch die Wiesen, besuchte eine Freundin, die eine kleine Hütte im Wald hatte, und erzählte ihr davon.

> Das war kein Tag, um traurig zu sein, das war ein Tag, an dem ich zurück in meine weibliche Kraft gefunden hatte. Es fühlte sich an, als ob ich ein Tor durchschritten und sich etwas in mir verändert hätte. Ich war durch diese Erfahrung definitiv nicht mehr dieselbe Frau wie davor.

Wir wollten unseren Krümel zuerst im Wald beerdigen, merkten dann aber schnell, dass er in unserem Garten ganz nah bei uns sein sollte. Rückblickend habe ich diesen Ort nicht oft besucht. Ich brauche diesen Ort nicht, um unserem Sternchen nah zu sein.

Nach der kleinen Geburt

Einige Monate hatte ich sehr an dem Verlust zu knabbern. Auch gerade was die Themen Sexualität und Nähe anging. Mein Mann war geduldig mit mir. Immer wieder fing ich in diesen Situationen an, zu weinen, weil ich merkte, dass ich noch nicht bereit war, mich für eine neue Babyseele zu öffnen.

> Im Hinterkopf hatte ich immer den Satz: »Nach einer Fehlgeburt versucht man es am besten sofort wieder, da ist der Körper noch auf Schwangerschaft eingestellt. Dann hat man die größten Chancen.«

Druck. Druck war wirklich das Letzte, was ich gebrauchen konnte. Also nahm ich mir die Zeit, die ich brauchte.

Akasha-Session

Die große »WARUM-Frage« sowie »Was habe ICH falsch gemacht« hämmerten in meinem Kopf und begleiteten mich. Hatte doch ein Teil in mir den tiefen Wunsch, es zu verstehen. Da kam mir die Akasha-Chronik wieder in den Sinn und ich buchte eine Lesung. Ich erhielt trostspendende Antworten, die meinen Blickwinkel auf die Situation änderten, denn ich fragte, warum die Seele sich vorzeitig verabschiedet hatte.

> Die Meister und Lehrer aus der Akasha-Chronik sagten, dass die Babyseele zwei Aufgaben auf dieser Welt gehabt habe und beide schon in meinem Mutterleib erfüllt worden seien. Zum einen war die Seele da, um meinen Unterleib zu reinigen und Heilung zu schenken. Zum anderen wollte die Seele erfahren, wie sich die Liebe auf Erden anfühlt.

Die Seele hatte bereits von uns, unseren Freunden und der Familie so viel Liebe geschenkt bekommen, dass beides erfüllt worden war. Sie war in Liebe gegangen und ich sollte nicht traurig sein, denn es war vorbestimmt, dass unsere Begegnung nur für eine kurze Zeit sein sollte.

Ich konnte den Verlust nun noch stärker in Liebe annehmen, auch wenn Trauer und Schmerz natürlich fühlbar waren.

Time to shine – Krone richten und nach vorne blicken

Ich konzentrierte mich voll auf meinen Businessaufbau. Eine super aufregende Zeit hatte begonnen. Zusätzlich zu meiner Meditationslehrerinnen-Ausbildung durfte ich bei einem Retreat mitwirken. Die Akasha-Chronik ließ mich nicht mehr los. Ich tauchte ein in die Welt der Spiritualität und spürte, dass ich hier am richtigen Platz war, dass ich genau diesen Weg einschlagen sollte, und absolvierte zwei Ausbildungen dazu. Tief in mir wusste ich, dass ich meinen Weg nicht nur für mich ging, sondern dass ich hier bin, um auch anderen Frauen zurück in ihre Kraft zu verhelfen.

Ich veranstaltete einen Frauenkongress, sprach über unsere Kinderwunschreise, leitete beim Jahreskongress der Endometriose-Vereinigung eine Gebärmuttermeditation an. Warum? Für mich ist es wichtig, voranzugehen, die eigene Geschichte zu erzählen, mich verletzlich und authentisch zu zeigen, um selbst zu heilen. Natürlich darf jede dies so handhaben, wie es sich richtig anfühlt, aber ich möchte dich ermutigen, mit deinen Herzensmenschen über deine Kinderwunschreise zu sprechen.

Kinderwunsch – volle Kraft voraus

Die Zeit verging wie im Flug und plötzlich hielten wir inne und merkten, dass die gewünschte Schwangerschaft nicht wieder eingetreten war, und Traurigkeit stellte sich ein.

Ich hatte niemals den Mut verloren, wusste immer, dass mein Körper fähig war, ein Kind zu empfangen und auszutragen. Aber irgendetwas schien ihm noch zu fehlen. Wann würde unsere Zeit kommen?

Ich machte eine Haarmineralanalyse. Das Ergebnis: Mir fehlten nahezu alle Vitamine und Mineralien. Ich füllte die Speicher wieder auf und fühlte mich nicht mehr so müde und schlapp.

Im Sommer 2022 machte ich einen Termin bei meinem Ayurveda-Arzt aus, um nochmals über die Endometriose und unseren Kinderwunsch zu sprechen.

> Er fragte mich, ob wir schon bei einer Kinderwunsch-Klink vorstellig geworden waren. Ich schaute ihn mit großen Augen an, denn ich wollte keine künstliche Befruchtung, Hormone und etc. Er erklärte mir, dass es in erster Linie darum ginge, eine Diagnostik durchführen zu lassen, um wirklich zu wissen, woran es denn gerade »hängt«.

Er sagte auf seine empathische, einfühlende Art, dass wir den Fokus komplett auf die Endometriose gelegt und vielleicht etwas anderes übersehen hatten. Das war der Schubser, den ich gebraucht hatte, um den Schritt Richtung Kinderwunschklink zu wagen.

Kinderwunschklinik – Augen zu und durch

Mit der Vorstellung im Kopf, einfach mal vorbeizuschauen und sie ihren Job machen zu lassen, gingen mein Mann und ich zu dem Termin. Ich war nervös, weil ich Angst hatte, dass sich alles wieder um meine Endometriose drehen und mir als Erstes zu einer Operation geraten würde. Der Arzt hörte sich alles in Ruhe an und wir bekamen Blut abgenommen.

> Das Spermiogramm meines Mannes wurde erstellt und der Arzt schaute uns etwas erschüttert an und meinte, dass es nicht wirklich gut ausgefallen sei.

Er beruhigte uns aber und meinte, dass in vier Wochen ein weiteres Spermiogramm erstellt werden würde und wir dann auch die Blutwerte besprechen würden.

Vier Wochen später waren unsere Blutwerte beide in Ordnung. Das zweite Spermiogramm war zwar etwas besser ausgefallen, aber der Arzt war sich sicher, dass dies der Grund für die ausbleibende Schwangerschaft sei.
Er erklärte uns, dass es zwei Möglichkeiten gab, mit der Situation umzugehen: Entweder eine Insemination oder eine künstliche Befruchtung, wobei er aus Erfahrung eher zu einer künstlichen Befruchtung raten würde, da die Spermienqualität so gering sei. Mein Mann hörte aufmerksam zu und ließ sich die einzelnen Verfahren und die Kostenaufstellung im Detail erklären.

> Ich für meinen Teil lehnte mich entspannt zurück, denn ich wusste, dass dies nicht unser Weg sein würde.

Mir war bewusst, dass man an der Spermienqualität – anders als der Arzt es uns sagte – ganzheitlich sehr viel bewirken konnte. Es war eine neue Stellschraube, die es jetzt zu drehen galt.

Neue Erkenntnisse – die Karten werden neu gemischt

Ich erinnerte mich daran, dass ein befreundetes Paar dieselbe Diagnose erhalten hatten und meine Freundin nun auf natürlichem Wege schwanger war. Sie schickte mir das Bild eines Nährstoffpräparats, welches ihr Freund eingenommen hatte, und gab uns die Kontaktdaten ihrer TCM-Therapeutin (Traditionelle chinesische Medizin). Sie war nur ein Mal bei ihr gewesen zu einer speziellen Kinderwunschbehandlung und wurde in genau diesem Zyklus schwanger.

Die Therapeutin erklärte uns, dass bei ihrer Kinderwunschbehandlung im Fokus steht, den Körper ideal auf eine Schwangerschaft vorzubereiten. Sie meinte, dass Verspannungen einen großen Einfluss auf die Fruchtbarkeit haben könnten. So konzentrierte sie sich bei meinem Mann auf das Lösen der Blockaden in seinem Rücken durch Massage, Akupunktur und Schröpfen und verordnete ihm eine speziell auf ihn abgestimmte Teemischung.

Mit Hilfe von Hitze (Moxa-Therapie) stimulierte sie bei mir spezielle Akupunkturpunkte und erwärmte den Unterleib, um passende Bedingungen zu schaffen, damit sich die Gebärmutterschleimhaut ideal aufbauen konnte.

> Es war schön, den Fokus auf entspannte Weise wieder auf den Kinderwunsch zu lenken. Wir taten beide etwas, ohne uns zu stressen, und unsere Hoffnung war wieder geweckt.

Mir war klar, dass wir keine Wunderheilung erwarten durften, aber ich wusste, dass unser Wunsch bald in Erfüllung gehen würde.

Die Trauer kehrt zurück

Ich hatte im Herbst einen Kongress zum Thema »Weiblichkeit leben« organisiert und unsere Geschichte geteilt, um andere Frauen mit unerfülltem Kinderwunsch zu erreichen. Den Erlös des Kongresses spendete ich einer Sternenkind-Organisation. Auf deren Webseite fand ich einen Song, der speziell für Sterneneltern geschrieben worden war. Ich hörte ihn wieder und wieder. Weinte und weinte. Schaute mir auch ein kleines Video einer Sternenmama an, die von ihren Erfahrungen sprach. Ich war erstaunt, dass ich nach anderthalb Jahren immer noch so viel Trauer in mir trug.

> Die Sternenmama in dem Video hatte mich mit ihren Worten tief in der Seele berührt. Sie sagte, dass jede Frau, ob mit Kind im Arm oder eine Sternenmama, eine echte Mama sei und jede die Erlaubnis habe, sich genau so zu fühlen. Ich glaube, bis zu diesem Zeitpunkt hatte ich mir nicht »erlaubt«, mich eine »echte« Mama zu nennen.

Ja, ich bin eine Mama, und ja, ich trug ein Kind unter meinem Herzen. Erst jetzt, anderthalb Jahre später, konnte ich dies wirklich annehmen.

Noch total aufgewühlt von der ganzen Situation, entschied ich mich dennoch, bei einem spirituellen Mondritual einer Freundin teilzunehmen. Ich wusste, dass es für mich wichtig war, dabei zu sein. Durch den Trauerprozess, den ich an diesem Tag durchlaufen hatte, geschah etwas Magisches: Ich sah mich vor meinem inneren Auge in einem goldenen Gewand, glücklich und zufrieden mit einem Babybauch.

> Die Tränen flossen über mein Gesicht und ich wusste, dass gerade so viel Heilung geschehen war. Ich hatte mich seit sehr, sehr langer Zeit nicht mehr als schwangere Frau wahrgenommen.

Die Trauer in meinem Herzen hatte viel mehr Platz eingenommen, als ich es für möglich gehalten hatte. Aber heute konnte ich loslassen und den Raum öffnen für eine neue Seele.

Neues Jahr – neues Glück

Im neuen Jahr »drehten« wir dann noch an der ein oder anderen Stellschraube. Seit langer Zeit verspürte ich den Impuls, meinen Zyklus mit Ovulationstests im Auge zu behalten, was mir die Erkenntnis brachte, dass ich meinen Körper verdammt gut kennengelernt hatte. Denn der Test war eigentlich unnötig gewesen: Ich konnte bereits aufgrund der Schleimentwicklung meine fruchtbaren Tage erkennen.

> Und dann waren da plötzlich diese Symptome. Ich hatte seit einigen Tagen angeschwollene Brüste und schob dies blitzschnell auf den Östrogen-Überschuss, da ich mich schon viel zu oft viel zu früh gefreut hatte.
> Über die Jahre hatte ich immer wieder kurz vor meiner Periode angeschwollene Brüste, Übelkeit und Schwindel verspürt, die dann mit Einsetzen der Periode wieder verschwunden waren.

Mein Zyklus war zu diesem Zeitpunkt regelmäßig – an meinem 30. Zyklustag bekam ich zuverlässig meine Periode. Da von dieser noch keine Spur war, kam ein kleiner Hoffnungsschimmer auf. Aber ich erinnerte mich an die unzähligen Male, als ich direkt nach dem Ausbleiben meiner Periode einen Test gemacht und dann ein paar Stunden später die Blutung eingesetzt hatte. Also erstickte ich den Hoffnungskeim sofort wieder.

> Mit meinem Mann sprach ich über die Anzeichen und er grinste mich an. Er wusste, dass ich schwanger war, so wie er es auch bei der ersten Schwangerschaft gewusst hatte.

> Doch meine Angst vor der Enttäuschung war einfach viel zu groß, sodass ich mir nicht erlaubte, mir Hoffnung zu machen.

Tag 31 blieb ebenfalls blutungslos. Als ich abends ins Bett ging, entschied ich, morgens direkt einen Test zu machen. Ganz egal, ob ich vielleicht zu früh dran war – ich wollte Gewissheit. Das Warten zehrte so an mir, dass mir das Ergebnis (fast) egal war.

Um 5 Uhr klingelte der Wecker meines Mannes. Ich riss die Augen auf und war sofort hellwach. Während er duschte, verzog ich mich mit dem Schwangerschaftstest auf die Gästetoilette. Danach setzte ich mich ins dunkle Wohnzimmer und stellte den Timer.

Ich merkte, wie viel Angst ich vor einem positiven Ergebnis hatte, wollte ich doch eine Erfahrung wie die Fehlgeburt nicht nochmal erleben, und gleichzeitig hatte ich Angst vor der Enttäuschung, dass der Test wieder negativ sein könnte. Ich starrte nach Ablauf der Zeit auf den Test.

Zwei Striche. ZWEI Striche.

Ich rief nach meinem Mann und zeigte ihm den Test. Dann fing ich in seinen Armen an, bitterlich zu schluchzen.

> All die Last, die von meinen Schultern fiel, all die Angst, die in diesem Moment Raum gefunden hatte, durfte abfließen und nach und nach konnte die Freude Einzug halten. So irreal und doch so echt. Es ist wirklich erstaunlich, wie diese zwei Striche das ganze Leben verändern.

Hurra, ich bin schwanger – und jetzt?

Anfangs fühlte sich alles wie ein unechter Traum an. Viel zu schön, um wahr zu sein. Doch ich wachte nicht auf. In der ersten Schwangerschaft hatten mich die Glücksgefühle übermannt. Dieses Mal war ich sehr verhalten. Ich hatte furchtbare Angst vor einer erneuten Fehlgeburt.

Erst als ich die Angst nicht mehr wegdrückte und sie mir offen eingestand, konnte sie langsam abfließen. Sie wurde von mir gesehen, liebevoll gehalten und zeigte mir gleichzeitig, wie groß jetzt schon die Liebe zu meinem Kind war. Die Tage vergingen und nach und nach kam das Vertrauen zurück.

> Nachdem mein Körper so viele Jahre nicht so »funktioniert« hatte, wie ich es mir gewünscht hatte, war es jetzt an der Zeit, ihm wieder Vertrauen zu schenken. Vertrauen, dass er unserem Baby ein wundervolles Zuhause geben konnte. Vertrauen, dass er es schaffen würde. Vertrauen, dass er unser Baby mit allem versorgen konnte, was es brauchte. VERTRAUEN.

Während ich diese Zeilen schreibe, befinde ich mich in der 26. Schwangerschaftswoche. Wir freuen uns riesig auf unseren kleinen Mann, der unsere Welt garantiert komplett auf den Kopf stellen wird.

Möge dir meine Geschichte Hoffnung spenden. Möge sie dir helfen, in deine Eigenermächtigung zurückzufinden. Möge sie dich inspirieren, deinen ganz eigenen, individuellen Weg zu finden.

In Liebe
Sarah

Was mir geholfen hat – meine drei Tipps für die Kinderwunschzeit

1. Vertrauen

Vertraue stets auf dich und deine innere Stimme. Sie kennt den Weg deiner Seele. Wenn du tief in deinem Inneren weißt, dass du Mama werden wirst, dann wird es so kommen, meine Liebe. Vertraue dir, vertraue deinem Weg, vertraue dem Universum.

2. (Zeit-)Druck

Versuche, den Druck rauszunehmen und deine Kinderwunschreise als Erfahrung zu sehen, die deine Seele machen möchte, denn euer Kind wird genau zum »richtigen« Zeitpunkt zu euch finden.

3. Unterstützung

Suche dir Menschen, die dich auf deinem Weg unterstützen, dich halten und tragen, wenn du es brauchst. Menschen, die an deiner Seite sind, dir Rückenwind geben, sodass du die Hoffnung und den Mut niemals verlierst.

Über Sarah Link

Mein Name ist Sarah Link, ich bin 34 Jahre alt und lebe in einem ruhigen Dorf am Mittelrhein. Meine Kinderwunschreise hat mein bisheriges Leben komplett auf den Kopf gestellt, wofür ich mittlerweile sehr dankbar bin. In dieser Zeit ist mein Herzensbusiness entstanden, in dem ich nun als spirituelle Mentorin andere Frauen auf ihrer Reise zurück in die weibliche Kraft begleite und ihnen dabei helfe, Türen zu öffnen, sodass sie sich an ihre Fähigkeiten und Selbstheilungskräfte erinnern und auf ihre Seelenreise begeben können. In meinen Visionen sehe ich mich mit unseren Kindern und meinem Ehemann am Meer leben, wo ich Frauen durch ihr spirituelles Wirken und kraftvolle Rituale an ihre weibliche Strahlkraft erinnere.

Wenn du Kontakt zu Sarah aufnehmen möchtest, scanne gerne den folgenden QR-Code oder gebe die folgende URL in deinen Browser ein:

www.mariechristinholland.com/kinderwunschbuch-autorinnenliste

Monika, wie denkst du über Kinderwunsch & Co.?

Interview mit Hebamme & Kinderwunschbegleiterin Monika Kristan

Monika, wie kam es, dass du dich mit dem Thema Kinderwunsch auseinandergesetzt hast?

In den letzten, sagen wir, 10 bis 20 Jahren sehe ich zunehmend, dass Frauen es schwer haben, ein Baby zu bekommen, und diese ganze Kinderwunschreise auf sich nehmen, um schwanger zu werden. Bis sie dann bei mir als Hebamme landen, sind sie wahnsinnig erschöpft. Sie sind zwar sehr glücklich und dankbar, endlich schwanger zu sein, aber man spürt einfach, dass dieser Weg eine emotionale Hochschaubahn war. Es war sowohl eine körperliche und finanzielle Herausforderung als auch eine Belastung für die Beziehung.

Ich stellte mir die Frage: Warum ist es dazu gekommen?

Ich bin seit 30 Jahren Hebamme, vor 30 Jahren waren unerfüllter Kinderwunsch und künstliche Befruchtung selten ein Thema. Was ist passiert?

In den letzten 10 bis 20 Jahren hat sich in unserer Gesellschaft viel verändert: in unserer Schnelllebigkeit und in der männlichen Energie, von der wir umgeben sind und die wir als Frauen häufig übernehmen. Wir leben in einer Leistungsgesellschaft und planen unser Leben bis ins kleinste Detail durch. Und dann sind da natürlich die Umwelteinflüsse und unsere Ernährung, der Mangel an Nährstoffen in der verarbeiteten Ernährung.
Aufgrund meiner Ernährungsausbildung war mir klar, welches Potenzial unsere Ernährung hat und dass ich Frauen gerne abholen möchte, bevor sie die Kinderwunschreise antreten.

Du bereitest also Frauen über die Ernährung auf diese Reise vor?

Ja, das ist so wichtig, weil ich weiß, dass man sich einige Umwege ersparen kann. Es gibt natürlich nie eine Garantie und man braucht vielleicht trotzdem die eine oder andere Unterstützung – aber mit einer guten körperlichen Verfassung auf diese Kinderwunschreise zu gehen und dann aus dieser Kraft zu empfangen, schafft eine bessere Voraussetzung, schwanger zu werden.

Du siehst also eine Veränderung des Kinderwunsches und seiner Umsetzung parallel zur Schnelllebigkeit und den Anforderungen unserer Zeit?

Ja und ich verstehe alle Emotionen so gut. Ich hatte selbst einen großen Kinderwunsch und habe fünf Jahre gebraucht, bis ich schwanger wurde – aber ich habe es auf meine Art gemacht. Ich glaube, dass eine Kinderwunschreise immer auch eine Reise zu sich selbst ist – und jede Frau macht es auf ihre Art und Weise. Bereite dich auf diese Reise vor und überlasse es nicht allein der Reproduktionsmedizin.

Was denkst du, was die häufigsten Ursachen für unerfüllten Kinderwunsch sind?

Ich glaube, dass die häufigsten Ursachen schon ganz früh beginnen. Ich habe eine 17-jährige Tochter und in ihrem Umfeld war es Standard, ab 14 die Pille zu nehmen. Ich sehe das bei ihren Freundinnen, da wird gar nicht viel drüber nachgedacht. Du suggerierst damit aber dem Körper, er soll nicht so sein, wie er ist, hormonell gesehen.

> Du vermittelst deinem Körper etwas anderes als das, was er jetzt gerade tun wollen würde, und das über viele Jahre hinweg. Dann wird die Pille abgesetzt und wir sollen direkt schwanger werden und natürlich funktionieren können.

Das ist aber oft nicht der Fall, wenn man mit der Pille beginnt, bevor der Zyklus regelmäßig ist. Man muss dem Körper die Zeit geben, die er braucht, um selbst Frau zu werden, um sein Hormonsystem aufzubauen.

Wir lernen ja sehr nachdrücklich, bloß niemals die Pille zu vergessen, da wir dann sofort schwanger werden könnten. Also ist die Erwartungshaltung groß, dass es nach dem Absetzen gleich klappt, oder?

Wenn man die Pille absetzt, dann ist es ganz individuell. Manchmal klappt es gleich, das ist wunderbar. Aber manche Frauen, und da ist jeder Körper anders, haben große Schwierigkeiten. Da gehören die Medikamente ausgeleitet, die über viele, viele Jahre genommen worden sind. Die Leber darf entlastet werden, damit du wieder das Gute aufnehmen kannst, und dann bekommt der Körper ein Bedürfnis, wieder in Schwung gebracht zu werden. Da komme ich ins Spiel, denn meine Ansätze sind es, den

Körper wieder zu »resetten« und zu entlasten. Dann können wir beginnen, uns zu entspannen. Das eine ist die Ernährungsschiene und das andere ist das Mentale.

Was ich da jetzt rausgehört habe, ist, dass es auf jeden Fall Hebel beim Thema Kinderwunsch gibt, die ich selbst in Bewegung setzen kann, zum Beispiel über die Ernährung, und dass es viele Dinge abseits des Mainstream-Wissens gibt, die relevant sein können, wie zum Beispiel die Rolle der Leber. Kannst du noch mal kurz erklären, was Kinderwunsch mit Leber und Darm zu tun hat? Ich bin mir ganz sicher, dass viele Leserinnen sich nicht bewusst sind, warum das wichtig ist.

Die Leber ist unser Speicherorgan für alles, auch für die Giftstoffe. Das heißt, in der Leber wird alles gesammelt, was wir an Mikroplastik, Medikamenten und Hormonen eingenommen haben. Das alles gehört aus dem Körper raus. Der Körper und vor allem die Leber müssen nach einer längeren Medikamenteneinnahme – wie z. B. der Pille – entlastet werden.

Und auch der Darm braucht besondere Aufmerksamkeit, denn ein gesunder Darm spielt im Kinderwunsch eine wichtige Rolle. Man kann es sich so vorstellen, dass die Gebärmutter und der Darm ganz nahe beieinander liegen, die kuscheln sozusagen. Zusätzlich menstruieren wir, wir bluten und wir scheiden aus. Während der Regel ist der Darm also häufig aktiver. Über ihn werden die schlechten Nährstoffe wieder ausgeschieden und der Körper behält sich das Gute. Wenn der Darm nicht gut funktioniert, kann es durchaus sein, dass die schlechten Bakterien in die Gebärmutter eintreten. Wenn dann die potenziell befruchtete Eizelle kommt, ist die Schleimhaut vielleicht nicht in Ordnung und die Eizelle kann sich nicht einnisten oder nistet sich ein und geht wieder ab.

Unsere Verdauung und dementsprechend unsere Ernährung haben also auch direkten Einfluss auf unsere Gebärmutter?

Wir reden in der traditionellen chinesischen Medizin (TCM) gerne von der Wärme in der Körpermitte – dem warmen Nest. Die Ernährung hat ganz viel damit zu tun und alles geht über den Darm. Wenn du viel Fertignahrung isst, wenn du dich nicht bunt und frisch ernährst, wenn du zu viel Rohkost isst, zu schnell isst, nicht wirklich gekochte, gute Mahlzeiten zu dir nimmst, dann ist der Darm belastet, die Verdauung träge, folglich ist die Mitte geschwächt, und auch die Gebärmutter ist nicht in ihrer Kraft, um zu empfangen. Ein Baby will in ein warmes Nest.

Und wie erkenne ich, ob meine Körpermitte warm ist?

Ein Beispiel: Wenn ich Frauen frage »Hast du kalte Füße?«, dann antworten 90 Prozent von ihnen mit »Ja«. Fakt ist, Frauen haben oft kalte Füße und das hat meiner Erfahrung nach ganz viel mit dem unerfüllten Kinderwunsch zu tun. Wir in der TCM gehen davon aus, dass die Meridiane der Füße mit den Meridianen der Gebärmutter verbunden sind. Daher sind kalte Füße ein Hinweis für eine »kalte« Gebärmutter.

> Wer einen Kinderwunsch hat, muss seine Mitte stärken und wärmen. Wenn die Mitte gestärkt und gewärmt ist, ist die Gebärmutter eine Blume, die aufgeht und empfangen kann.

Ich habe eine Ausbildung zur integrativen Ernährungsexpertin gemacht. Integrative Ernährung setzt sich zusammen aus der TCM und der westlichen Ernährungswissenschaft. In der TCM lautet die Empfehlung, die Mitte zu stärken und damit die Gebärmutter zu wärmen.

Es ist so eine einfache Maßnahme, und ich kann jede Frau nur einladen, da mal hinzuschauen. Wenn du kalte Füße hast, dann schau, dass du die in den Griff kriegst, bevor du in die Kinderwunschklinik gehst. Da sparst du dir vielleicht den einen oder anderen Eingriff.

Wenn die Leserin sich jetzt selbst darin erkennt, weil sie kalte Füße hat, was wäre eine Maßnahme, mit der sie gut starten könnte? Außer jetzt vielleicht, eine Wärmflasche an die Füße zu legen …

Das Einfachste ist, über die Ernährung zu starten, weil das langfristig wirkt. Dabei kann man sehr gut mit einem warmen Frühstück anfangen. Es muss nicht unbedingt das Haferporridge sein, viele mögen auch lieber eine Suppe oder ein Eiergericht mit Gemüse. Am besten ist, wenn es warm und gekocht ist und du für einige Zeit Rohkost meidest. Hilfreich ist sicher auch, zu wissen, welcher Stoffwechseltyp du bist, um dich optimal ernähren zu können.

Im alten China haben Paare sich zwei Jahre auf ihr Baby vorbereitet. Da haben sich Mann und Frau genau so ernährt, dass sie diese Mitte stärken, um ihr Baby in ein warmes Nest einzuladen. Das finde ich sehr besonders und schön. Wir nehmen uns heute leider diese Zeit nicht mehr, aber es ist mir wichtig, dies als Orientierung zu erwähnen.

Du hast ja gerade gesagt, dass sich in China Frau und Mann auf das Baby vorbereitet haben. Bedeutet das für dich, dass der Mann genauso warm essen sollte wie die Frau?

Ja, denn häufig liegt es ja auch an der Spermienqualität. Da kann man mit der Ernährung und Nährstoffen sehr viel erreichen.

Wenn du jetzt an die Frauen oder Paare denkst, die du begleitet hast, fallen dir Geschichten ein, wo du sagst: »Okay, das waren meine schönsten Erfolgsgeschichten, an die ich mich gerne erinnere und wo mir heute noch das Herz aufgeht, wenn ich daran denke?«

Ja. Das ist zum einen Sonja aus Tirol: Sie hat bei einem Kurs von mir mitgemacht. Sie hat das PCO-Syndrom und war schon sehr verzweifelt. Es war die letzte Chance, die sie sich gegeben hat. Ich empfehle Frauen immer, sich möglichst früh auf ihrem Weg mit dem Thema Ernährung auseinanderzusetzen. Das erspart ihnen häufig einen großen Teil des anstrengenden Weges. Sonja hat voller Eifer dieses Programm gemacht, die Ernährung umgestellt, warm gefrühstückt und es wirklich geliebt, weil es ihr so gutgetan hat. Und sie ist schwanger geworden. Das war wirklich ein wunderschönes Geschenk! Das Baby ist jetzt schon ein paar Monate alt.

Eine weitere schöne Geschichte ist die von Isa aus Wien. Sie und ihr Mann hatten schon einen langen, langen Kinderwunschweg und einige IVF Versuche hinter sich, bevor sie zu mir kamen. Ihr Partner hat auch ganz wunderbar mitgemacht und gemeinsam haben sie die Ernährung geändert, was für sie nicht sonderlich schwierig war. Es ist eigentlich keine großartige Umstellung. Ich mag deshalb eigentlich gar nicht Umstellung sagen, denn es sind nur ein paar Punkte, auf die sie geachtet haben, und sie haben sich ein halbes Jahr Zeit gegeben für die nächste Kinderwunschbehandlung. Sie wurden schwanger und sind inzwischen glückliche Eltern. Das sind schon sehr, sehr schöne Geschichten, die einfach Gänsehaut machen.

Wir haben im Grunde schon darüber gesprochen. Aber wenn du ganz gezielt den Leserinnen noch etwas mitgeben könntest, für diese Zeit oder für diesen Weg, was wäre das?

Jeder Kinderwunschweg ist individuell und es ist auch eine Reise zu sich selbst.

> Beginne damit, deine Körpermitte zu stärken. Und danach machst du das andere, was vielleicht noch sein muss – vielleicht auch nicht mehr – aus einer Kraft heraus, die du brauchst.

Sollten dann noch Kinderwunschbehandlungen notwendig sein, hast du eine bessere Voraussetzung. Denn anschließend bist du gut gestärkt und hast einen besseren Start in die Schwangerschaft.

Da hast du gerade noch etwas Wichtiges gesagt. Weil du Frauen als Hebamme von Anfang bis Ende begleitest: Würdest du sagen, dass, wenn die Mitte gestärkt ist, auch die Schwangerschaft einfacher wird in den häufigsten Fällen? Man kann das natürlich nicht verallgemeinern, aber gibt es da eine Tendenz zu sagen, dass ich hier selbst einen Einfluss habe, eine gesunde Schwangerschaft zu erleben?

Ja, absolut! Das ist eigentlich auch meine erste Intuition gewesen, warum ich unbedingt vor der Schwangerschaft unterstützen möchte. Weil die Schwangerschaften sich verändern, wenn die Kinderwunschreise viel Kraft kostet. Frauen gehen oft erschöpft in diese wunderbare Zeit und eine Schwangerschaft braucht viel Energie. Von da geht es ohne Pause weiter ins Wochenbett. Die Kraft kommt nicht von allein zurück. Die muss man vorher einfach haben!

Das heißt, dein Rat ist, möglichst früh die Mitte zu stärken, um es sich auf ganz vielen Ebenen die nächsten Jahre leichter zu machen. Ist natürlich ganz klar, dass, wenn die Kraft da ist, man durch alles leichter durchkommt, oder?

Das ist so. Eine Schwangerschaft ist eine große, wunderbare, schöne Erfahrung, aber für den Körper auch sehr anstrengend. Und wenn du keine starke Mitte hast, so wie wir in der TCM davon wissen, dann fehlt die innere Kraft und du kannst das nicht so genießen. Das ist schade.

Du kannst entweder aufblühen oder dich durch die Schwangerschaft schleppen. Und du hast es in der Hand, du kannst selbst so viel dazu beitragen, vor allem gut hineinspüren: »Was stimmt für mich und welchen Weg will ich gehen?«

> Es kann niemand für dich entscheiden, aber die Reproduktionsmedizin wird dir alles anbieten. Du kannst dich dort messen und untersuchen lassen und deinen Körper abgeben. Aber es funktioniert halt nicht immer. Ein weiterer positiver Aspekt, wenn du dich und deine Mitte stärkst, ist, dass du einen anderen Blick darauf bekommst: Du kannst selbst etwas tun.

Damit hast du wieder etwas ganz Wichtiges gesagt, weil ich glaube, dass es vielen Frauen so geht. Dieses Gefühl, hilflos zu sein, die Kontrolle zu verlieren, nichts tun zu können, keinen Einfluss zu haben. Und da ist es natürlich superschön, dass du sagst: »Hey, du hast einen Einfluss, und es ist eigentlich gar nicht so schwer.«

Häufig ist es ja so: Man fängt an, in die Kinderwunschzeit zu gehen, es ist noch leicht und schön und irgendwann kommt der Stress, der Druck, und es wird schwer. Damit geht auch eine gewisse Identität einher, die ich annehme. Gedanken wie »Ich schaffe das nicht. Mein Körper schafft das nicht« und so weiter und so fort sind da. Ich glaube, da ist es ein superschöner Ansatz von dir, dass du sagst: »Nein, du hast Einfluss und es muss auch gar nicht so schwer sein.« Viele denken bei einer Ernährungsumstellung vielleicht, dass das anstrengend wäre und sie eh schon keine Kraft mehr haben. Da kann es helfen, zu wissen, dass es einfache Möglichkeiten gibt und man über die Ernährung einen Hebel hat. Darüber sollte man nachdenken und sich mal reinfühlen, ob das vielleicht eine Option sein kann. Aus meiner persönlichen Perspektive als Marie wäre das immer der klassischen Kinderwunschbehandlung vorzuziehen. Aber jede muss für sich selbst entscheiden, was der richtige Weg ist. Deswegen finde ich deinen Ansatz so schön, der sich wie ein Lichtblick für die Kinderwunschzeit anbietet und das finde ich ganz großartig!

Das hast du jetzt aber schön gesagt. Und du sagtest: »*Irgendwann* identifiziert man sich damit!« und das darf nicht sein! Man gibt die Verantwortung ab und das sollten wir Frauen nicht, wir sollten einfach gut auf uns schauen und bei uns bleiben. Wir haben vieles in der Hand, vielleicht nicht alles und manchmal braucht es dann trotzdem diesen einen Kick von außen, aber nicht alles abgeben!

> Wir brauchen starke Frauen und wir brauchen starke Kinder, die unsere Welt gut weiterführen und gerne noch ein bisschen besser machen!

Ja, richtig schön, liebe Monika! Was bietest du denn an, um dich und deine Arbeit kennenzulernen?

Ich bin auf Instagram aktiv und habe eine Webseite, auf der du dich für meinen Newsletter eintragen kannst. Ich schicke alle ein bis zwei Wochen Tipps und Rezepte raus. Natürlich kannst du dich auch direkt mit mir auf die Reise begeben und einen Kurs oder ein 1:1-Gespräch buchen, um mit mir den Körper zu reinigen, zu schauen, was du brauchst, zu schauen, wo du stehst, was dir guttut. Ich freue mich auf dich!

Danke dir von ganzem Herzen für dieses wundervolle Interview, liebe Monika. Da steckt ganz viel drin: ganz viel Weisheit und auch ganz viel Liebe. Das finde ich sehr schön.

Schön, dass es dich gibt und dass du die Dinge tust, die du tust. Mach da auf jeden Fall weiter. Ich glaube, dass du noch ganz vielen Frauen auf ihrem Weg helfen wirst.

Über Monika Kristan

Ich war gerade 20 Jahre jung und schwanger. Es war ein Glück und nein, es war nicht geplant, aber ich habe mich, ohne zu wissen, was das für mein Leben bedeutet, sehr gefreut. Nach der Geburt war die erste Frage: »Wie wird man Hebamme?«

Ich wusste, das und nichts anderes will ich werden: Hebamme. Mit der Geburt meines Sohnes habe ich auch meine Berufung geboren.

Trotz vieler Erschwernisse und als alleinerziehende Mama absolvierte ich die Ausbildung zur Hebamme und bin seit 30 Jahren in diesem wunderschönen Beruf. Hebamme ist für mich mehr als nur Geburtshilfe, ich habe mich in meinem Beruf immer wieder bewegt, mal war es das Arbeiten im Krankenhaus oder im Geburtshaus, dann wieder Hausgeburten.

Seit zehn Jahren leite ich eine Hebammenordination im Wienerwald am Rande von Wien. Mit meinem Team betreuen wir Frauen und Familien vom Kinderwunsch bis ins erste Lebensjahr.

Mein eigener Kinderwunsch mit 35 hat mir gezeigt, dass es nicht selbstverständlich ist, ein Baby zu empfangen. Eines war mir besonders wichtig: Ich wollte auf natürlichem Weg schwanger werden. Meine Kinderwunschreise dauerte fünf Jahre und ich wurde mit 40 Jahren noch einmal Mama einer wunderbaren Tochter.

Durch meine Ausbildung zur integrativen Ernährungsexpertin habe ich mich intensiv mit der Ernährung für Frauen mit Kinderwunsch und in der Schwangerschaft beschäftigt und berate Frauen und Paare online und offline vom Kinderwunsch zum Babyglück.

Wenn du Kontakt zu Monika aufnehmen möchtest, scanne gerne den folgenden QR-Code oder gebe die folgende URL in deinen Browser ein:

www.mariechristinholland.com/
kinderwunschbuch-autorinnenliste

Kinderwunsch & Fehlgeburt – die Perspektive eines Mannes

Interview mit Fabian Busch-Budzinski

Hallo Fabian, ich freu mich sehr, dass du die Perspektive eines Mannes zum Thema Kinderwunsch und Fehlgeburt reinbringen möchtest. Du hast dich als Berater für Sterneneltern und Paare mit unerfülltem Kinderwunsch selbstständig gemacht. Vielleicht magst du erzählen, wie es kam, dass du diesen Weg eingeschlagen hast?

Lange Geschichte. Wir haben selbst schon seit fünf, sechs Jahren einen unerfüllten Kinderwunsch. Als wir uns entschieden haben, zu schauen, warum es nicht funktioniert, sind wir direkt ins Kinderwunschzentrum, wo Untersuchungen gemacht wurden. Da hat sich herausgestellt, dass meine Frau das PCO-Syndrom hat. Das hatte sie schon geahnt, aber es ist nie wirklich abgeklärt worden. Wir haben dann etliche Untersuchungen machen lassen und man sagte uns, das wäre der Grund, warum sie schwer schwanger wird. Sie hat auch mit der Schilddrüse Probleme und nimmt schon seit längerem Schilddrüsenpräparate.

Es wurde uns gesagt: »Sie hat einen unregelmäßigen Zyklus, der immer sehr lange aussetzt.« Wir haben angefangen mit Hormonen und drei Inseminationen.

> Bei der ersten Insemination war für uns alles sehr befremdlich, weil wir so gar keine Erfahrungen hatten, auch wenn alle im Kinderwunschzentrum sehr nett waren. Wir bekamen die erste Insemination und haben uns nichts weiter dabei gedacht. Dann machten wir 14 Tage später den Schwangerschaftstest – positiv.

Da hatten wir noch gar nicht den Gedanken, wir könnten das Kind verlieren. Aber es war so. Am Sonntag vor dem Ultraschall bekam meine Frau Blutungen. Wir riefen die 24-Stunden-Hotline im Kinderwunschzentrum an. Der Arzt hat gesagt: »Naja, es kann manchmal sein, dass Blutungen da sind. Kommen Sie morgen rein.« Das haben wir getan und er hat gesagt, es täte ihm leid. Er sähe nichts mehr.

> Das war im ersten Moment ein Schock, weil wir damit gar nicht gerechnet hatten. Wir hatten gedacht, es seien vielleicht Zwischenblutungen in der Frühschwangerschaft.

Wir sind dann heimgegangen. Meine Frau war total fertig und hat geweint. Aber ich konnte nichts machen, weil ich nicht wusste, was. Das war für mich alles irreal.

Als ich einen Tag nicht daheim war, ist es passiert: Das Kind ist abgegangen. Sie hat mich angerufen und gesagt, sie wüsste nicht, was sie jetzt machen sollte: Es rausnehmen, wegspülen …? Impulsiv hat sie dann die Spülung gedrückt.

Sie hat dann eine Freundin angerufen, weil ich noch Abenddienst hatte. Ihre Freundin ist bei ihr geblieben. Mit ihr hat sie reden können und ihr alles erzählt. Aber es war wirklich schwer – auch für mich. Ich wusste nicht, wie ich ihr helfen konnte. Ich habe sie gefragt, ob sie gerne zu meiner psychologisch beratenden Kollegin gehen möchte, zu einer anderen psychologischen Beratung oder ob sie mit jemandem reden möchte außer mit mir, denn ich wusste in dem Moment selbst nicht, was ich tun sollte. Das hat sie gemacht und zum Glück ging es ihr dann auch etwas besser, weil sie darüber reden konnte. Sie ist danach noch zu meiner Kinesiologin gegangen, um wieder ins Gleichgewicht zu kommen.

> Wir wussten beide nicht, wie wir damit umgehen sollten. Ich dachte, ich könnte es, aber für mich war es auch sehr schwer. Meine Frau dachte zu dem Zeitpunkt wohl, mich würde das nicht berühren. Aber das war nicht so.

Sollte ich meine Trauer ausdrücken oder lieber sagen, dass »sowas halt passiert«? Ich bin dann selbst zu meiner Kollegin gegangen, habe mit ihr gesprochen und gesagt, dass es mir nicht gut geht: »Ich weiß nicht, was ich machen soll. Ich komme auch nicht damit klar, aber ich kann mit meiner Frau nicht darüber reden. Für sie ist es noch zu schwer.«

Sie hat gefragt, was mir helfen und was ich brauchen würde. Ich wusste es nicht. Ich konnte über das Thema nicht reden. Das war mein Problem. Ich habe diesen Druck gehabt und hätte gerne geweint, aber ich konnte es nicht. Ich wollte es einfach nicht. Auch vor meiner Frau nicht, aber ich wusste, es muss irgendwann raus.

Nach der zweiten, dritten Sitzung, in der wir geredet haben, hat meine Kollegin gesagt: »Versuche, einen Brief zu schreiben an dein ungeborenes Kind. Setz dich hin, nimm einen Zettel, einen Stift in die Hand und warte einfach, was passiert.«

Das habe ich getan, habe mich hingesetzt und da kam … nichts. Ich dachte: »Vielleicht kann ich das auch nicht.«

> Aber dann war da auf einmal so ein Gefühl. Das war ganz komisch, ich kann das nicht beschreiben.
> Doch auf einmal fing ich an, zu schreiben.
> Ich habe gar nicht darüber nachgedacht. Die Worte kamen einfach und das war der Zeitpunkt, an dem dann die Gefühle rauskamen.

Es ist auch heute noch ein bisschen schwer, darüber zu sprechen, weil dieses Weinen für mich ganz, ganz schlimm war. Aber dieser Druck war auf einmal weg und ich konnte mir das, was ich nicht sagen konnte, einfach von der Seele schreiben. Für mich war das sehr, sehr wichtig.

Meine Frau hat dann für sich ein Abschiedsritual gemacht. Für sie war es schwer, dass sie von unserem Kind nicht hatte Abschied nehmen können. Es gab nichts, gar nichts. Es gab kein Kind, das man hätte begraben können. Sie musste für sich einen Weg finden, Abschied zu nehmen. Dafür hat sie dann das Ritual »Der heiße Stuhl« gemacht. Man setzt sich gegenüber eines leeren Stuhls und der Berater stellt gewisse Fragen und leitet das Ritual an. Dabei konnte meine Frau sich von unserem Kind verabschieden. Ich habe neben ihr gesessen und sie hat alles gesagt. Mir sind auch die Tränen gekommen. Das war wirklich schwer, aber sie hat das super gemacht.

Dieses Erlebnis war dann deine Motivation, besonderen Fokus auf die Männer im Kinderwunsch zu legen, oder?

Ich arbeite sowohl mit Frauen und Paaren, aber auch mit Männern allein. Ich versuche immer, die Männer gezielt miteinzubeziehen. Deswegen auch der Fokus auf die Männer und Väter, weil ich gemerkt habe, dass es für sie nicht so viele Möglichkeiten gibt.

Wie hast du das gemerkt?

Wir waren bei einem Verein, der eine Trauerberatung anbot, wie in einer Selbsthilfegruppe. Da kommen Eltern hin, die ihr Kind verloren haben. Es war ein Mann mit seiner Frau dort und sonst nur Frauen allein. Mit dem Paar sind wir heute noch befreundet, weil wir uns sehr gut verstehen. Er sagte damals, dass er gar nicht verstehe, warum so wenige Männer kämen. Er konnte mithilfe der Gruppe auch Abschied nehmen. Sie hatten ihr Kind in der letzten Schwangerschaftswoche verloren.

Du sprichst mit deinem Angebot Männer gezielt an, weil es so wenig Möglichkeiten gibt. Was denkst du, woran liegt das? Gibt es keine Nachfrage oder werden Männer da einfach übergangen?

Ich glaube, Männer werden im Hintergrund gehalten. Die sind die Starken, die müssen für die Frau da sein und die müssen dann funktionieren. Das ist die gesellschaftliche Meinung. Aber wie es dann wirklich im Innen der Männer aussieht, das wissen meistens wahrscheinlich nicht mal die Partnerinnen, weil viele Männer eben nicht darüber reden. Sie gehen einfach arbeiten und leben so weiter wie vorher.

Ich habe gelesen, dass viele Männer in Depressionen verfallen sind, weil sie eben nicht darüber reden konnten und ihnen vielleicht auch niemand zugehört hat. Viele sagen dann:

»Na ja, da war ja noch gar nichts da, was du spüren konntest. Wie kann man jetzt trauern als Mann?«

Ich glaube, dieses Thema, generell über Gefühle zu reden oder wie sich das anfühlt in der Kinderwunschzeit, ist wahrscheinlich schwierig für Männer, vielleicht auch, um die eigene Frau nicht weiter zu belasten. Das hast du selber so empfunden. Was denkst du, warum es generell so schwer ist für Männer, sich zu öffnen? Und danke übrigens, dass du hier so offen mit uns deine Geschichte teilst und als Vorbild vorangehst.

Ich mache es auch deswegen, weil ich hoffe, dass die Männer sehen, dass es absolut in Ordnung ist, darüber zu reden. Und dass das gar kein Tabuthema ist oder sein sollte.

Aus eigener Erfahrung kann ich sagen, ich wollte am Anfang auch nicht mit meiner Frau darüber reden. »Wenn es ihr schon so schlecht geht, kann ich nicht noch kommen und erzählen, dass es mir auch schlecht geht«, dachte ich. Meine Frau hat sich damals krankgemeldet, das hätte ich nicht machen können, denn ich MUSSTE ja funktionieren.

Aber wie es im Innen ausschaut, das sieht keiner im Außen. Da lächelt man und alles ist super. Ich glaube, dass Frauen ihre Gefühle offener zeigen können. Das ist bei Männern ganz selten.

Wir haben erst im Nachhinein darüber geredet, dass es mir auch schlecht ging und ich nicht wusste, wie ich damit umgehen soll.

Du sagtest, du wusstest nicht, wie du damit umgehen sollst, und dass du deine Frau nicht belasten wolltest. Aber wie ging es dir persönlich, unabhängig von der Sorge um ihre Last? Du hattest gerade ein Kind verloren …

Mein Körper reagiert sehr sensibel auf Stress. Ich hatte vor vielen Jahren Panikattacken gehabt, mit denen ich heute aber sehr gut umgehen kann. Als wir das Kind verloren haben, war es seit langer Zeit das erste Mal, dass diese Panikattacken wiederkamen. Ich merkte, dass der Verlust und die Trauer innerlich für mich Stress bedeuteten. Deswegen musste ich zu jemandem gehen, mit dem ich reden konnte. Denn mein Körper hat sich gemeldet und gesagt, dass ich nicht mehr so weitermachen kann.

Glaubst du, dass die Gesellschaft oder das, was wir lernen, wenn wir klein sind, über das »Mann sein« und »Frau sein«, eine Rolle spielt bei dem Thema Gefühle und inwiefern wir in der Lage sind, sie auszudrücken?

Ja, auf jeden Fall. Ich hoffe, heute vielleicht nicht mehr so. Aber ich glaube, früher war es schon so, da war der Mann der Starke. Und man bekam es schon als kleiner Bursche gesagt: »Nein, weine nicht, das tut nicht weh. Du bist nur hingefallen. Also steh wieder auf.« Bei Mädchen war es meist anders. Wenn sie hinfielen, dann hieß es: »Oh, du Arme, bist du hingefallen? Das tut bestimmt weh.«

Ich kenne auch den Spruch »Männer/Jungs weinen nicht«. Ich finde, da sollte ein Wandel stattfinden. Fakt ist, es sind beides Kinder und beide, egal, ob Junge oder Mädchen, sind traurig, haben Schmerzen oder Angst. Ich glaube, dass es generell ein ganz wichtiger Schlüssel ist, dass wir wieder lernen, unsere Gefühle auszudrücken. Das ist für Frauen vielleicht ein Stück leichter, weil wir von klein auf den Raum hatten.

Bei Männern ist es dann so, dass diese, von der Gesellschaft zugewiesene »starke, liefernde Rolle« in der Kinderwunsch-Phase nicht sehr förderlich ist. Eine Fehlgeburt ist die eine Sache, aber diese Kinderwunschzeit an sich ist ja auch schon stressig. Das ist oft schon ein »abliefern müssen«. Alle, die schon mal in der Kinderwunschklinik waren, wissen, dass dort alles sehr termingebunden und sehr viel Druck da ist.

Wie war das denn für dich, dass ihr in die Kinderwunschklinik musstet?

Ich muss sagen, dass es dadurch, dass wir schon so lange einen Kinderwunsch gehabt haben, gar nicht so schlimm war. Aber ich muss natürlich auch dazu sagen, dass ich überhaupt nicht gewusst habe, dass es mit so viel Stress und psychischer Belastung einhergehen würde. Und das auch finanziell gesehen.

> Es war für uns eine sehr große finanzielle Belastung. Wir haben uns das wirklich jeden Monat zusammengespart.

Ich verstehe, ehrlich gesagt, nicht, warum es da vom Staat keine Unterstützung gibt. Es gibt für alles Mögliche Unterstützung, nur dafür nicht, weil es keine Krankheit ist – angeblich.

Ist das in Österreich so? In Deutschland ist das ein bisschen anders.

Leider ja, in Österreich gibt es keine finanzielle Unterstützung bei der Insemination, erst bei der IVF und da zahlt der IVF-Fonds.

Ah, okay, in Deutschland stellst du einen Antrag bei der Krankenkasse und kriegst dann zum Beispiel eine gewisse Anzahl an Inseminationen und IVFs bezahlt. Das hängt natürlich vom Einzelfall und der Krankenkasse ab. Dann musst du manchmal noch einen kleinen Teil zuzahlen.

In Österreich ist es so, dass 80 Prozent der IVF-Fonds zahlt und 20 Prozent ist der Selbstbehalt. Also eine IVF kostet in etwa 5.000 € und wir haben, glaube ich, einen Selbstbehalt von etwa 1.000 € gehabt. Man zahlt bei der Insemination die ganze Aufbereitung usw. Das sind dann schon Rechnungen, die da zusammenkommen, wo ich dachte: »Puh, wenn das nicht bald funktioniert …«

Das ist schon ein extrem großer Druck. Immer wieder alles dafür zusammenzusparen, auf den Urlaub zu verzichten, weil der Kinderwunsch so groß ist. Bei uns war das nicht so, dass wir das Geld herumliegen hatten und es uns nichts ausgemacht hätte. Wir haben oft darüber geredet, wie lange wir das noch machen können.

Zusätzlich zu der finanziellen Belastung kommt auch noch die psychische Belastung. Du hast gesagt, dass deine Frau hormonell behandelt wurde. Das macht natürlich was mit deiner Frau, mit ihrem Körper, mit eurer Beziehung und dadurch indirekt auch was mit dir. Wie war das für dich, sie da zu begleiten?

Also bei diesen ganzen Hormonen habe ich mir manchmal gedacht, was man alles auf sich nehmen muss »nur« für einen Kinderwunsch, wo andere einfach so schwanger werden. Sie musste morgens und abends Hormone spritzen, dann Spritzen, weil Thrombosegefahr bei ihr bestanden hat usw.

> Da wussten wir gar nicht mehr, wohin man stechen soll, weil der Bauch so blau war. Das war für meine Frau eine sehr große Überwindung und es war schlimm, mitanzusehen.

Am Anfang habe ich ihr die Spritzen gegeben und sie hat es selbst versucht, weil sie meinte, dass sie das auch allein schaffen müsse. Dazu kamen noch die ganzen Tabletten, die sie aufgrund des PCO-Syndroms nehmen musste. Teilweise habe ich mich ehrlich gefragt, ob das noch alles gut ist. Nein, ich wusste, dass das nicht gut ist, so vollgestopft mit Hormonen zu sein.

> Ich rechne ihr das hoch an, dass sie ihrem Körper so etwas antut – für UNSEREN Kinderwunsch.

Und sie bedankt sich immer bei mir, dass ich für sie da bin und sie jederzeit mit mir reden kann, obwohl sie weiß, dass es manchmal auch für mich sehr schwer ist. Aber ich tue es gerne und würde sie immer wieder unterstützen.

> Ich möchte sehr gerne Kinder haben, aber ich muss sagen, dass der Preis, den wir dafür zahlen, sehr, sehr hoch ist. Den finanziellen Teil schaffen wir schon noch irgendwie, aber die psychische Belastung ist enorm hoch.

Und auch in der Schwangerschaft ist diese psychische Belastung immer noch da: Bleibt es? Bleibt es nicht? Passiert wieder irgendwas? Diese Gedanken und Ängste haben wir jedes Mal, wenn sie auf die Toilette geht. Ich kann mittlerweile besser damit umgehen, denn wenn es passiert, dann hat es eben nicht sollen sein. Aber es wäre auch schwer, weil wir doch schon eine Bindung im Bauch aufgebaut haben. Die Angst bleibt wahrscheinlich, bis das Kind da ist.

Ich möchte gerne etwas tiefer auf die finanzielle Belastung eingehen. Du hast gesagt, dass der finanzielle Druck so groß war. Was hat dir geholfen, damit umzugehen?

Wir haben immer darüber geredet und gesagt »was geht, das geht«. Alles, was »übrig« geblieben ist, ist in eine

Kasse gekommen, wo wir uns die Kinderwunschbehandlung zusammengespart haben. Ich habe mich nur teilselbstständig gemacht, weil ich eine finanzielle Sicherheit brauchte. Deswegen arbeite ich drei Tage die Woche noch weiter bei meiner alten Firma, weil ich weiß, da bekomme ich am Ende des Monats fix mein Gehalt. Das hat auch den Start in die Selbstständigkeit erleichtert und ist noch immer meine Sicherheit. Für mich ist wichtig, dass die Rechnungen bezahlt sind und wir eine kleine Rücklage haben. Und im Notfall kann ich auf der Arbeit ein paar Überstunden machen.

Immer dann, wenn ich Überstunden bezahlt bekommen habe, habe ich es in unsere Kinderwunsch-Kasse gelegt. Wenn es so weit war und wir die Summe zusammenhatten, haben wir in der Kinderwunschklinik den nächsten Schritt gemacht.

Hier in Österreich konnte ich das am Ende des Jahres mit in die Steuererklärung aufnehmen. Das wusste ich am Anfang auch nicht. Die Kinderwunschklinik hat uns darauf aufmerksam gemacht, dass wir die Rechnungen aufheben sollen, auch für die Medikamente usw., damit wir sie einreichen können.

Du hast gesagt, dass die Kinderwunschzeit und auch die Fehlgeburt eine große psychische Belastung für dich waren. Was hat dir geholfen bzw. was hilft dir noch immer?

Mein Ausgleich ist auf jeden Fall der Sport, wo ich zwei Stunden für mich bin. Das ist für MICH sehr wichtig. Für UNS ist ganz wichtig, dass wir darüber reden, wenn irgendwas sein sollte.

Wir haben schon sehr viel geredet, egal, ob das jetzt das Finanzielle oder das Psychische betroffen hat. Wir sind oft gemeinsam zur Beratung gegangen, um zu schauen, dass unser gemeinsames Leben nicht auf der Strecke bleibt. Ich habe dort meiner Frau auch gestanden, dass es für mich zu belastend ist, jeden Tag über diesen Kinderwunsch zu reden. Das möchte ich nicht. Ich glaube, alles im Leben hat einen Sinn und wenn es so sein soll, dann wird es so sein.

Viele Frauen in diesem Buch hat der Kinderwunsch oder der Verlust ihres Kindes auf einen Weg gebracht. Das war bei dir ja auch so. Was denkst du darüber?

Die Fehlgeburt hat mich sehr geprägt und war für etwas gut, weil ich gesehen habe, dass immer irgendwas passieren kann. Aber wenn es so sein soll und wir ein Kind bekommen sollen, dann wird es auch so sein und dann ist der Zeitpunkt vorher nicht richtig gewesen, warum auch immer.

Ich glaube, positive Aspekte sind für mich: Wir hätten zum Beispiel nie dieses Ehepaar, unsere Freunde, kennengelernt. Ich hätte mich nie mit dem Thema beschäftigt und nie dieses Projekt gestartet, wo sich Angehörige von Menschen mit Demenz treffen, aber auch Sternenkind-Eltern. Weil sie alle auf eine Weise einen Verlust erlebt haben. Das hätte sich sonst vermutlich nie ergeben und so habe ich mein Thema gefunden, mit dem ich anderen Betroffenen helfen kann. Insbesondere Männern, weil ich hoffe, dass es irgendwann nicht mehr so ein Tabuthema sein wird und Männer offen darüber reden und sagen können:

> »Ja, mir geht es nicht gut. Ich hole mir Hilfe. Es ist in Ordnung, dass es mir schlecht geht. Es ist in Ordnung, dass ich Depressionen habe, weil ich damit nicht umgehen kann. Und ich gehe in eine Beratung oder zum Psychologen und hole mir Hilfe.«

Natürlich möchte ich mit der Selbstständigkeit auch meinen Lebensunterhalt verdienen, aber es ist es mir ganz, ganz wichtig, anderen zu helfen und zu sagen: »Der Tod ist etwas ganz Normales. Jeder von uns wird sterben.« Natürlich ist es etwas ganz anderes, wenn man sein Kind am Lebensanfang oder noch im Bauch verliert – auf jeden Fall.

Mir ist wichtig, dass Männer wissen, dass es okay ist, wenn sie sich Hilfe holen. Sie müssen nicht allein damit fertig werden. Da möchte ich hin und ich glaube, das ist noch ein langer Weg.

Ich glaube, dass viele Paare daran scheitern, dass sie nicht reden. Mein Mann und ich haben ganz viel darüber geredet und unsere Beziehung und Ehe hätte das definitiv nicht überlebt, wenn wir nicht miteinander gesprochen hätten. Denn es ist ja auch so, dass da noch viel mehr hinter so einem Kinderwunsch steckt. Wie zum Beispiel, dass man gerade vielleicht nicht schwanger werden möchte, weil man Angst vor einer erneuten Fehlgeburt hat. Dann hat man eventuell keine Lust auf Sex oder ist dabei extrem gehemmt. Das alles hat einen einschneidenden Einfluss, bei manchen mehr, bei anderen weniger. Ich glaube, dass da schnell Missverständnisse entstehen können im Sinne von: »Sie/Er findet mich nicht mehr attraktiv« oder was sich der Kopf auch immer anfängt, zusammenzureimen. Wenn man sich da verliert, tut man sich und der Beziehung absolut keinen Gefallen.

Da gebe ich dir vollkommen Recht. Es liegt wirklich viel an der Kommunikation. Wenn man nicht darüber redet und schweigt, dann lebt man sich als Paar auseinander und geht irgendwann getrennte Wege. Und ich sage ganz ehrlich: Meine Frau hat sich dafür verurteilt, nicht schwanger werden zu können. Ich habe gesagt, dass sie nichts dafürkann. Aber in dem Moment war es für sie so, sie hat sich einfach danach gefühlt, genau das zu sagen, egal, was ich gesagt habe. Zum Hass auf den eigenen Körper kommt dann noch der Neid auf andere, dass es bei ihnen »einfach so« klappt. Ich habe mir gedacht, ich kann gar nichts sagen, weil in dem Moment gar nichts richtig gewesen wäre.

Da kommen wir zu einem wichtigen Punkt. Ich glaube, für Männer ist das ganz schwierig, so eine Situation einfach auszuhalten. Denn Männer sind gesellschaftlich dazu erzogen, Lösungen zu finden und immer eine Antwort zu haben. Aber an so einer Stelle, bei so einer Empfindung, da kannst du nicht helfen, nichts lösen. Ich denke aber, dass es da gar nicht so wichtig ist, eine Lösung zu haben, sondern einfach da zu sein, deine Partnerin in den Arm zu nehmen, sie zu lieben und zu trösten, je nachdem, was gerade ist.

Ja, das habe ich bei mir selbst auch beobachtet. Ich musste aufpassen, nicht in die Beraterrolle zu fallen und das zu machen, was ich bei meinen Klienten mache. Das hat sie natürlich sofort gemerkt und gesagt, dass sie das nicht brauche. Durch die Beratung von meiner Kollegin habe ich erkannt, dass es sinnvoller ist, sie einfach zu fragen, wie ich sie jetzt bestmöglich unterstützen kann.

Ich bin eher jemand, der in schwierigen Zeiten seine Ruhe und Freiheit benötigt, und meine Frau braucht, dass ich sie einfach in den Arm nehme und gar nichts sage. Das hat sie sich von mir gewünscht. Für mich war das richtig schwer, weil ich es aus meiner Kindheit nicht gewohnt bin, Nähe zu zeigen. Daher konnte ich diese Nähe in dem Moment oft gar nicht bieten und habe mich deswegen schlecht gefühlt. Ich hatte da sehr mit mir selbst zu kämpfen und habe mich immer wieder gefragt, warum ich das nicht kann. Ich habe dann auch mit meiner Frau offen darüber gesprochen und sie hat gesagt: »Wenn du es kannst, dann kannst du es. Und wenn nicht, dann nicht.«

Man merkt, dass ihr euch beide auf eurem Kinderwunschweg weiterentwickelt habt – auch im gegenseitigen Verständnis füreinander. Hat das eure Kinderwunschreise verändert?

Als wir nach der zweiten Insemination gemerkt haben, dass wir nicht mehr können, haben wir eine Pause gemacht. Mit der Zeit fühlte sich meine Frau wieder gut und offen fürs Weitermachen. Es war danach sogar okay für sie, dass es wieder nicht funktionierte. Sie sagte: »Dann müssen wir halt einen anderen Weg mit der künstlichen Befruchtung gehen.« Sie ist ganz anders damit umgegangen als bei den letzten Malen. Sie war wirklich total abgeklärt.

Ich kenne das von mir auch. Ich glaube, dass man irgendwie ein bisschen abstumpft und sich distanziert von dieser Behandlung und dem Ergebnis, um den Schmerz und die Angst, die damit verbunden sind, nicht fühlen zu müssen. Weil, je näher ich dran und je emotionaler ich bin, umso schlimmer wird dann die zweite Zyklushälfte, in der man sitzt und hofft und bangt und auf den Moment der Klarheit wartet.

Das stimmt mit den Schwangerschaftstests. Grad auch nach der Insemination hatte ich so Herzklopfen dabei, dass ich gar nicht mehr wusste, wie mir geschieht. Das ist eine Anspannung, die irgendwann gar nicht mehr abnimmt. Da darf man versuchen, irgendetwas für sich zu finden, dass man wieder entspannen kann. Es ist keine Lösung, ständig angespannt zu sein.

> Ich wollte eine Zeit lang gar nichts mehr davon hören. Man sieht überall nur noch Kinder und Babys. Zum Teil hat mich das schon verrückt gemacht, wirklich!

Was hat dir geholfen, mit der Anspannung umzugehen? Abstand von diesem Thema zu nehmen, oder wie?

Ja, Abstand, und ich habe auch mit PEP-Klopftechniken gearbeitet, das hat bei mir sehr gut geholfen, aber auch mit Achtsamkeitssätzen. Ich habe eine Zeit lang Yoga und Meditation gemacht. Das hat mir sehr geholfen. Und Sport – da kann ich nämlich wirklich entspannen. Da bin ich für mich und der Stress und die Anspannung fallen weg. Das war für mich so wichtig, mal nicht an das Thema Kinderwunsch zu denken.

In diesem Buch erzählen viele Frauen ihre Geschichten und du hast jetzt sehr viel darüber geteilt, wie du dich als Partner gefühlt hast, der immer wieder gefragt hat, wie er seiner Frau helfen kann oder was sie gerade braucht. Wenn wir das jetzt mal umdrehen: Wie hätte denn deine Frau dir helfen können, um dich zu unterstützen? Was denkst du, was Männern vielleicht generell helfen könnte?

Anerkennung, dass es dem Mann genauso geht, auch wenn man es nicht immer sieht. Ich verstehe schon, dass wir das nicht komplett nachvollziehen können. Wir tragen das Kind nicht in uns, aber die Belastung ist trotzdem da. Es ist trotzdem auch unser Kind. Und man hat eine Verbindung zum Kind, auch wenn es in ihrem Bauch ist und nicht im eigenen.

Mir hat es geholfen, dass wir darüber gesprochen haben. Sie wusste Bescheid und hat anerkannt, dass es mir auch schlecht geht, und akzeptiert, dass ich nicht immer funktionieren kann und vielleicht meine Ruhe brauche. Ich fände es gut, wenn nicht nur meine Frau fragen würde, wie es mir damit geht, sondern auch andere Personen des eigenen Umfelds. Mich hat keiner gefragt, wie es mir geht. Ja, ich glaube ganz ehrlich, dass viele Männer sich wünschen würden, dass es ihnen auch mal schlecht gehen darf und sie nicht funktionieren müssen und sie jemand fragt: »Was brauchst du gerade, damit es dir etwas besser geht?« Leider ist es nicht so. Man geht davon aus, dass es denen eh gut geht, weil sie stark sind oder vielmehr stark scheinen. Ich denke, dass das der Grund ist, warum die Männer außen vor gelassen werden – sie werden gar nicht gefragt. Aber in Wirklichkeit würden sie wahrscheinlich auch am liebsten irgendwo sitzen und heulen, weil es ihnen scheiße geht.

Ein Kind stammt zu 50 Prozent von der Mutter und zu 50 Prozent vom Vater. Oft ist es eine Person, die durch gesundheitliche Diagnosen eingeschränkt ist, oder beide, weswegen es nicht ohne Unterstützung klappt. Deswegen sind diese Paare in der Kinderwunschbehandlung.

Fakt ist: Es braucht beide Eltern. Und all der Schmerz, Druck und die Angst können sich bei beiden auf die Fruchtbarkeit auswirken. Da kann man dann noch so viele Inseminationen oder andere Behandlungen machen. Wenn es einem nicht gut geht, dann sind das äußerst schlechte Startbedingungen für beide.

Genau, ich bin der Meinung, es ist vieles psychisch bedingt. Wenn man ständig denkt, dass es nicht klappt, ist das sicherlich nicht sehr hilfreich. Und ich würde mir wünschen, dass wir uns auf das Wohlbefinden beider konzentrieren würden – auch wenn ich natürlich verstehe, dass die Frau eine besondere Rolle hat, weil sie das Kind unterm Herzen trägt.

Durch unser Gespräch ist mir gerade bewusst geworden, wie wichtig es ist, beide Seiten zu betrachten und zu akzeptieren, dass es bei der Verarbeitung unterschiedliche Bedürfnisse gibt, wie zum Beispiel drei Stunden allein durch den Wald zu laufen und den Kopf abzuschalten oder im Gegenzug drei Stunden intensiv mit einer Freundin darüber zu reden. Und ich glaube, es ist so wichtig, nicht die Erwartungshaltung zu haben, dass der oder die andere immer genau liefert, was man braucht und will, wenn es gerade nicht für ihn oder sie passt, sondern seinen Partner, seine Partnerin so sein zu lassen, wie er oder sie gerade ist.

Ich glaube auch, manche werden ein bisschen anhänglicher und andere brauchen ein bisschen Freiraum. Das ist bei mir auch so: Je mehr man mich einengt, desto weiter entferne ich mich. Aber wie gesagt, ich glaube, einen Ausgleich zu haben, ist unglaublich wichtig und dass man sich professionelle Hilfe holt, wenn man ein Kind verloren hat. Ich glaube nicht, dass man das für sich selbst ausmachen kann, auch wenn man es abtut und denkt, man könnte das allein schaffen.

Wenn du zum Abschluss den Leserinnen und Lesern des Buches noch eine Sache mitgeben könntest, welche wäre das?

Ich würde ihnen auf jeden Fall mitgeben, dass man versuchen sollte, den Mann einzubeziehen, auch wenn man denkt, dass es ihm gut gehe, und er stark scheint. Trotzdem mal nachfragen, wie es ihm geht und ob er grad irgendwas braucht.

Dieser Irrglaube »Männer dürfen nicht schwach sein«, das ist für mich einfach Schwachsinn. Ein Mann kann genauso weinen in der Öffentlichkeit, kann genauso seine Gefühle zeigen, ohne dass er angeprangert wird, nach dem Motto: »Du bist ein Weichei!« oder: »Wie kannst du nur in der Öffentlichkeit weinen?! Das machen Männer nicht!« Ich hoffe, dass es irgendwann nicht mehr so ist, und ich werde mein Kind nicht so erziehen. Wenn es ein Bursche werden sollte, darf er Gefühle äußern, und wenn er hinfällt, dann darf er weinen. Es ist wichtig, die Männer emotional miteinzubeziehen. Und ich würde mir wünschen, dass die Männer sich trauen, nach Hilfe zu fragen, wenn sie sie brauchen.

Superschön! Wenn jetzt jemand Hilfe braucht – wie kann man mit dir arbeiten?

Ich mache Präsenztreffen, Walk-&-Talk-Termine oder Beratung online via Zoom für Männer, Frauen oder auch für Paare. Ich biete zudem telefonische Gespräche an, wenn das gewünscht ist. Vor einem Termin biete ich an, dass man sich mal trifft oder ein kurzes Telefonat führt, um zu schauen, ob es passt. Und wenn die Chemie stimmt, dann macht man einen Folgetermin aus.

Vielen, vielen Dank, Fabian, dass du deine Perspektive hier mit uns geteilt hast. Danke dir für dein Vertrauen und deine Offenheit. Das fand ich echt schön und deine Perspektive war sehr bereichernd. Wenn man mit seinem eigenen Mann spricht, ist es natürlich nochmal etwas anderes, als eine fremde und ganz neue Perspektive zu haben. Das finde ich super, super schön und weiß, dass das einen sehr großen Mehrwert reinbringen wird und ganz viele Leserinnen oder Leser – ich gehe davon aus, dass es auch viele Männer lesen – berühren wird.

Danke, Marie. Ich freue mich wahnsinnig, dass ich bei deinem Buch mitwirken darf. Ich finde es interessant und ganz toll, dass es eben nicht anonym ist, denn es soll ja kein Tabuthema mehr sein. Man sollte darüber reden dürfen und können. Und ich bin mir sicher, dass das Buch super werden wird.

Über Fabian Busch-Budzinski

Ich bin 42, in Wien geboren und wuchs bei meinen Großeltern auf. Seit drei Jahren bin ich mit meiner großen Liebe verheiratet. Zusammen leben wir mit unserem Hund in Wien. Ich arbeite in der Hauskrankenpflege und habe vor drei Jahren meine Ausbildung zum Dipl. Lebens- und Sozialberater gemacht. Wir verbringen unsere freien Tage öfter im Waldviertel bei der Familie meiner Frau. Ich bin sehr dankbar für meine Schwiegereltern und die Geschwister meiner Frau, da auch diese in der Zeit des Kinderwunsches und des Kindesverlusts für uns da waren. Der Kinderwunsch besteht bei uns schon seit fast fünf Jahren. Es ist eine Zeit der Herausforderung mit einer Achterbahn aus Gefühlen, aber auch psychischen und finanziellen Belastungen.

Danke an Marie-Christin, dass ich an dem wundervollen Buch mitwirken darf, um das Thema Unerfüllter Kinderwunsch zu enttabuisieren und Männer zu ermutigen, dass es vollkommen in Ordnung ist, sich Hilfe zu holen, um der Trauer auch als Mann einen Raum zu geben.

Wenn du Kontakt zu Fabian aufnehmen möchtest, scanne gerne den folgenden QR-Code oder gebe die folgende URL in deinen Browser ein:

www.mariechristinholland.com/
kinderwunschbuch-autorinnenliste

Kinderwunsch & Spiritualität

Interview mit der geistigen Welt, geführt und gechannelt von Marie-Christin Holland

Wie seht ihr das Thema Kinderwunsch?

Es ist Teil des Lebensweges und jede Seele, die dieses Thema hat, hat einen guten Grund gewählt, warum es so ist. Wie ihr ja wisst, geht es immer darum, Erfahrungen zu machen auf dieser Erde. Und auch ein Kinderwunsch – egal, ob er erfüllt ist oder nicht – ist eine Erfahrung, die die Seele gewählt hat, zu machen.

Um welche Erfahrungen geht es genau, wenn sich eine Seele aussucht, die Erfahrung eines unerfüllten Kinderwunsches zu machen?

Meist ist es eine Reise zu sich selbst. Und die Erfahrung des unerfüllten Kinderwunsches ist ein Wegweiser hin zu sich selbst. Du (Marie) hast doch selbst erlebt, als du dieses Buch geschrieben hast, wie viele Frauen durch diese Erfahrungen auf ihren Weg gekommen sind und jetzt einen so großen Mehrwert für die Welt und die Menschheit bringen.

Was ist der Grund dafür, wenn ein Kinderwunsch unerfüllt bleibt und ein Paar keine Kinder bekommt?

Dann ist es in diesem Leben für diese Seelen nicht so vorgesehen. Jede Seele entscheidet, bevor sie auf die Welt kommt, was Teil dieses Lebens ist. Dazu gehört auch die Entscheidung, ob Nachkommen vorgesehen sind oder nicht. Uns ist natürlich total klar, dass es trotzdem für euch Menschen unglaublich schwierig ist, in der Situation selbst. Und dass es traurig ist. Und dennoch, ihr könnt euch darauf verlassen, dass es genau so richtig und vorgesehen ist.

Bedeutet das, dass ich als Frau eigentlich gar keinen Einfluss darauf habe, ob ich schwanger werde oder nicht? Entweder es ist vorgesehen oder nicht?

So ist es. Es gibt eine Ausnahme: Die Seele entscheidet sich neu und ändert ihren Plan. Auch solche Fälle gibt es.

Das habe ich selbst tatsächlich auch schon öfters erlebt, dass Seelen ihre Pläne ändern – und zwar dann, wenn die Eltern-Kind-Konstellation nicht mehr passt und die Seelen mit den Eltern nicht mehr die Erfahrungen machen können. So hatte ich selbst viele Jahre eine Mädchen- und Jungenseele im Feld und ich wusste, dass sie zu mir kommen wollten. Irgendwann waren sie dann einfach nicht mehr da und ich wusste, sie haben sich umentschieden. Was könnt ihr dazu sagen?

Eine Seele sucht sich vorab genau die Eltern aus, die sie braucht, um die Erfahrungen zu machen, die sie in diesem Leben erleben möchte. Sie ist eine Weile »in ihrem

Feld« – das bedeutet, sie hält sich in der Nähe der potenziellen Eltern auf. Sie beobachtet, sie beurteilt und schaut, ob es passende Eltern für sie sein könnten. Und da ihr Menschen mit einer Sache ausgestattet seid – nämlich dem freien Willen, zu entscheiden – kann es gut sein, dass ihr – die Eltern – euch in eine Richtung entwickelt, die für die Seele nicht mehr passt, und sie sich für andere Eltern entscheidet, die genau diese Erfahrungen bieten, die sie machen möchte. Das kann vor einer Schwangerschaft passieren oder aber auch in der Schwangerschaft oder sogar, wenn das Kind bereits auf der Welt ist. Die Seele geht, wenn sie die Erfahrungen gemacht hat, die sie in diesem Leben – in dieser Inkarnation – machen sollte. Und das kann auch nur eine ganz kurze Zeit sein, wie du ja schon oft selbst erlebt hast.

Ihr sprecht das Thema Fehlgeburt an, oder? Was möchtet ihr hierzu mit uns teilen?

Fehlgeburten sind aus eurer Perspektive oft sehr traurig – aus unserer Perspektive sind sie der Weg ins Licht. Sie sind ein Zeichen größter Liebe, wenn sich eine Mutterseele und eine Babyseele zu dieser Erfahrung verabreden. Egal, unter welchen Umständen eine Fehlgeburt stattfindet – es ist immer ein Akt bedingungsloser Liebe. Es ist eine Erfahrung, die sich Mutter- und Babyseele schenken, und hinter jeder Erfahrung steckt wahrlich ein Geschenk für beide. Für die Babyseele war es vielleicht ein »Hmm, das sind doch nicht die richtigen Eltern für mich« und sie hat die Möglichkeit, sich nochmal umzuentscheiden. Für die Mutterseele liegt in dieser Erfahrung – egal, ob es eine oder mehrere Fehlgeburten waren – in jedem Fall ein Geschenk bereit, wenn sie bereit ist, es auszupacken und sich dafür zu öffnen.

Wie meint ihr das genau?

Eine Fehlgeburt zu haben, ist für die Mutter wie auf eine Weggabelung zuzugehen und mehrere Wege einschlagen zu können. Daher ist dort ein Wegweiser – ein Schild, das die Richtungen anzeigt. Eine Fehlgeburt ist ein Wegweiser für die Seele. Sie hilft ihr, sich für den für sie richtigen Weg zu entscheiden.

Ich spüre so unglaublich tiefen Frieden in mir, wo ich all das hier aufschreibe.

Das liegt daran, dass du dieses Thema für dich in Frieden geheilt hast. Das war dein Geschenk. Und wir sind uns ganz sicher, dass jeder, der diese Zeilen liest und bereit ist, sich dafür zu öffnen, auch jenes Geschenk findet, was sich hinter dieser Erfahrung verbirgt – das können der unerfüllte Kinderwunsch und/oder Fehlgeburten sein.

Wenn das jetzt eine Frau liest, die sich bereit fühlt, dieses Geschenk anzunehmen, was sich für sie hinter dieser Erfahrung verbirgt: Was darf ich dieser Frau mitgeben?

Liebe dich selbst so, wie du bist. Du bist perfekt so, wie du bist. Du bist genug. Dein Körper ist genug. Es ist immer alles richtig so, wie es im jetzigen Moment ist. Vertraue, liebe und lasse los. Und du wirst sehen, dass sich alle Türen für dich öffnen. Mehr gibt es nicht zu sagen. Die Worte werden ihren Dienst verrichten.

Ich danke euch von ganzem Herzen.

Danke an dich, dass wir durch dich wirken dürfen.

Glossar

Erklärung der wichtigsten Begriffe

Dieses Glossar ist nicht vollständig, beruht auf meinen eigenen Formulierungen und soll dir dabei helfen, die Begriffe einzuordnen. Falls du noch tiefer eintauchen willst, recherchiere gerne selbst weiter.

Achtsamkeitssätze	Aussagen oder Sätze, die dir helfen können, achtsam mit dir zu sein.
Affirmationen	Kurze positive und bestärkende Sätze oder bejahende Aussagen, die dir helfen können, umzudenken und dein Unterbewusstsein umzuprogrammieren.
Akasha-Chronik	Die Akasha-Chronik ist ein allumfassendes Energiefeld, in dem alle Informationen gespeichert sind über das, was war, was ist und was sein wird. Über die Akasha-Chronik hast du Zugriff auf alle Erfahrungen aus deinem jetzigen und vorherigen Leben über alle Dimensionen hinweg.

Anmeldung einer Fehlgeburt	Eltern von Sternenkindern haben in Deutschland die Möglichkeit, die Geburt ihres Kindes beim Standesamt anzumelden. So erhalten sie eine Bescheinigung, unabhängig von der Dauer der Schwangerschaft oder vom Geburtsgewichts des Kindes. Hierfür braucht es lediglich einen Identitätsnachweis sowie eine Bescheinigung über die Fehlgeburt.
Anthroposophische Klinik	Eine anthroposophische Klinik folgt der Lehre Rudolf Steiners und betrachtet Körper, Geist und Seele ganzheitlich. Die Aktivierung der Selbstheilungskräfte und Wiederherstellung der Balance stehen im Vordergrund.
Ausschabung	Hierbei wird Gewebe bzw. Gebärmutterschleimhaut aus der Gebärmutter entfernt. Eine Ausschabung wird oft nach einer Fehlgeburt empfohlen. Es wird auch als Kürettage oder Abrasio bezeichnet.
Ayurveda	Ayurveda ist eine sehr alte Heilkunst, die auf den Lehren und Erfahrungen der Veden beruht. Es wird auch als die Wissenschaft vom langen Leben bezeichnet.
Beerdigungsmöglichkeiten	In Deutschland gibt es unterschiedliche Beerdigungs- bzw. Bestattungsmöglichkeiten für Sternenkinder. In der Regel haben Eltern fast überall die Möglichkeit, ein Kind nach einer Fehlgeburt bestatten zu lassen. Die Regelungen sind jedoch bundeslandspezifisch.
Birthkeeperin	Eine Birthkeeperin begleitet die Frau im Kinderwunsch, Schwangerschaft und Geburt (Haus- oder Alleingeburt) am Rande und/oder außerhalb des Systems. Sie ist eine »Dienerin« der Frau und erinnert an bereits vorhandenes Ur-Wissen der Frau und führt sie zurück zur eigenen Intuition. Sie stärkt die Frau, um eine selbstbestimmte Geburt erfahren zu dürfen.

Clomifen	Clomifen ist ein Medikament, das die Follikelreifung beeinflusst und zum Eisprung führt. Es wird oft bei Frauen während einer Kinderwunschbehandlung eingesetzt.
CTG	Dies ist ein Verfahren, das bei schwangeren Frauen eingesetzt wird, um die Herztätigkeit des Kindes sowie die Wehentätigkeit der Mutter zu registrieren und aufzuzeichnen.
Doula	Eine Doula ist eine geburtserfahrene Frau, die Frauen vor, während und nach der Geburt unterstützt. Sie konzentriert sich ganz auf die nicht-medizinischen Bedürfnisse der Frau und steht oft der Hebamme begleitend zur Seite.
Eileiterdurchlässigkeitsprüfung	Bei einer Eileiterdurchlässigkeitsprüfung – auch Eileiterdurchgängigkeitsprüfung genannt – wird untersucht, ob die Eileiter »frei« sind. Dafür wird oft in Narkose im Zuge einer Bauchspiegelung ein Kontrastmittel in die Gebärmutter gespritzt, um mittels Kamera zu schauen, ob es »oben« bei den Eierstöcken ankommt und die Eileiter somit durchlässig sind.
Einleitung der Geburt	Hierbei werden (meist durch die Verwendung eines Medikaments) die Wehen künstlich eingeleitet, was häufige und starke Kontraktionen der Gebärmutter bewirkt, sodass auch verstorbene Babys vaginal entbunden werden können.
Endometriose	Endometriose ist eine Krankheit, bei der außerhalb der Gebärmutter Gebärmutterschleimhaut wächst, wie z. B. im Bauchraum oder Darm. Da sich diese Schleimhaut genau wie die normale Schleimhaut in der Gebärmutter aufbaut, blutet sie zum Zeitpunkt der Menstruation ab, wodurch häufig Beschwerden für betroffene Frauen bestehen. Bei bis zu 50 Prozent der ungewollt kinderlos bleibenden Frauen ist Endometriose die Hauptursache für Kinderlosigkeit. Man schätzt, dass zwischen 8 und 15 Prozent weiblich geborener Menschen betroffen sind.

Familienaufstellung	Bei einer Familienaufstellung werden einzelne Personen stellvertretend für Familienmitglieder im Raum platziert und miteinander in Beziehung gesetzt. Oft geht es darum, Klarheit zu einem bestimmten Thema zu bekommen (z. B. Weiblichkeit in der Ahnenlinie) und/oder das Familiensystem zu visualisieren.
Fötus	Auch Fetus genannt. Damit ist das heranwachsende Kind im Mutterleib gemeint. Ab der 10. Schwangerschaftswoche wird das Kind als Fötus bezeichnet. Davor ist es ein Embryo.
Follikel	Hierbei handelt es sich um das Eibläschen, in dem die Eizelle heranreift.
Folsäure	Ein Vitamin, dessen Einnahme Frauen bereits ab Kinderwunsch empfohlen wird. Es dient der Prävention von sog. Neuralrohrdefekten (Fehlbildungen des zentralen Nervensystems) beim Kind.
Fruchthöhle	Auch Fruchtblase genannt. Dies ist ein mit Flüssigkeit (Fruchtwasser) gefüllter Membransack, in dem sich das Kind in der Gebärmutter entwickelt.
Gebärmutterbänder	Auch Mutterbänder genannt. Dies sind Bänder, die die Gebärmutter mit dem Becken verbinden und sie halten. Dadurch schwebt sie im Becken.
Gebärmutterpolyp	Oft gutartige Wucherungen in der Gebärmutter. Je nachdem, wo sie sitzen, können sie beim Kinderwunsch problematisch sein und das Einnisten der befruchteten Eizelle behindern. Gleichzeitig können sie eine starke Periode begünstigen. Daher werden sie in einigen Fällen operativ entfernt.
Gebärmutterspiegelung	Bei einer Gebärmutterspiegelung wird durch das Einführen einer Kamera über die Scheide eine Untersuchung in der Gebärmutter möglich, um krankhafte Veränderungen festzustellen.

Glaubenssätze	Glaubenssätze sind Überzeugungen, die Menschen über sich selbst, andere oder die Welt im Allgemeinen haben.
GVNP	Geschlechtsverkehr nach Plan. Dies wird häufig im Zuge der Kinderwunschbehandlung verordnet. Er dient dazu, sicherzustellen, dass das Paar zum richtigen Zeitpunkt (Eisprung) Geschlechtsverkehr hat, um die Wahrscheinlichkeit einer Empfängnis zu erhöhen.
Haarmineralanalyse	Bei der Haarmineralanalyse werden Haarproben im Labor untersucht, um eine Aussage über die Versorgung mit Mineralstoffen und Vitaminen sowie eine Belastung mit Schwermetallen zu erkennen. Darauf basierend kann man den Körper gezielt unterstützen, z. B. mit einer entsprechenden Ernährung oder Nahrungsergänzungsmitteln.
HCG-Wert	Humanes Choriongonadotropin (= HCG) ist ein spezielles Hormon, das für die Erhaltung der Schwangerschaft verantwortlich ist. Mittels des HCG-Wertes kann eine Schwangerschaft festgestellt werden. Es gibt auch Auskünfte über Fehlgeburten.
ICSI	Die Intrazytoplasmatische Spermieninjektion, kurz ICSI, ist eine Form der künstlichen Befruchtung, bei der eine einzige Samenzelle direkt in das Zytoplasma der Eizelle eingesetzt wird. So ist die Befruchtung sichergestellt.
Insemination	Bei einer Insemination werden im Zuge einer Kinderwunschbehandlung die aufbereiteten Samenzellen des Mannes direkt in die Gebärmutter der Frau gespritzt, um »den Weg zu verkürzen« und die Wahrscheinlichkeit einer Schwangerschaft zu erhöhen.

IVF	Die In-Vitro-Fertilisation, kurz IVF, ist eine Form der künstlichen Befruchtung, bei der die zuvor entnommenen Eizellen der Frau im Reagenzglas mit den Samenzellen des Mannes zusammengebracht werden. Eine gelungene Befruchtung ist damit nicht garantiert.
Kleine Geburt	Babys, die mit einem Geburtsgewicht von maximal 499 g geboren werden. Für sie gibt es eine Geburtsbescheinigung.
Koagel	Bei einer Koagel handelt es sich um Blutklumpen, die während der Periode oder nach der Geburt über die Gebärmutter ausgeschieden werden. Sie sind völlig normal und gesund.
Kreißsaal	Der Raum im Krankenhaus, in dem Frauen ihre Kinder gebären.
Kürettage	Siehe: Ausschabung
Limitierungen	Limitierungen sind i. d. R. Begrenzungen, die Menschen sich selbst setzen. Das können z. B. limitierende Gedanken sein.
Menopause	Damit sind die Wechseljahre der Frau gemeint. Eine Zeit der Hormonumstellung, in der die Frau aufhört, zu menstruieren.
Meridiane	Nach Lehre der TCM handelt es sich hier um sogenannte Kanäle, durch die die Lebensenergie fließt.
Moxa	Eine Therapieform nach Lehre der TCM, in der sorgfältig ausgewählte Meridian-Punkte des Körpers durch Abbrennen von Moxakraut erwärmt werden. Es wird häufig unterstützend beim Kinderwunsch eingesetzt.
Nikotin-Entzug	Wenn eine Frau während der Schwangerschaft raucht, kann es sein, dass das Baby – neben dem erhöhten Risiko von Entwicklungsstörungen – Entzugserscheinungen bekommt, sobald es auf der Welt ist, was sich z. B. in vermehrtem Weinen, Zittern usw. äußern kann.

Off-Label (Medikament)	Ein Medikament, das außerhalb von nationalen oder europäischen Zulassungsbehörden genehmigten Anwendungsgebieten eingesetzt wird.
Ovulationstest	Mithilfe eines Ovulationstests können Frauen ihren Eisprung und damit ihre fruchtbaren Tage bestimmen. Er wird auch als LH-Test bezeichnet, weil er den Anstieg des luteinisierenden Hormons (LH) misst.
PCOS	Bei dem polycystischen Ovarialsyndrom, kurz PCOS, handelt es sich um eine Hormonstörung, die zu Zyklusstörungen führt, z. B. ausbleibender Eisprung, ausbleibende Periode usw.
PEP-Klopftechniken	Mithilfe von PEP werden durch Klopfen auf Akupunktur-Punkte, Augenrollbewegungen, Affirmationen usw. Denk-, Fühl- und Verhaltensmuster verändert.
Plazenta	Bei der Plazenta – auch Mutterkuchen oder Nachgeburt genannt – handelt es sich um ein wichtiges Stoffwechselorgan während der Schwangerschaft, welches das Baby mit Nährstoffen versorgt.
Predalon	Ein Medikament, das während der Kinderwunschbehandlung zur Auslösung des Eisprungs eingesetzt wird.
Progesteron	Progesteron ist ein weibliches Hormon, das in der zweiten Hälfte des Zyklus das sog. Gelbkörperhormon bildet, was zur Aufrechterhaltung einer Schwangerschaft nötig ist und später von der Plazenta gebildet wird.
Polyzystisches Ovarialsyndrom	Siehe: PCOS
Regenbogenkind	Das Kind, das nach einer erlittenen Tot- oder Fehlgeburt auf die Welt kommt.
Septum	Scheidenwand
Spermiogramm	Eine Untersuchung beim Mann, bei der die Spermienqualität untersucht wird.

SSW	Schwangerschaftswoche. Berechnungsgrundlage ist der erste Tag der letzten Periode (Zyklustag 1).
Stern, Sternchen	Kinder, die vor oder während der Geburt versterben.
Sternenfotografen	Fotografen, die sich auf das Fotografieren von Sternenkindern spezialisiert haben.
Sternenkindergrab	Ein Grab auf dem Friedhof, in dem Sternenkinder beigesetzt werden können. Es gibt Gemeinschafts- oder Einzelgräber.
Sternenkind-Organisation	Organisationen und Vereine, die Eltern bei der Verarbeitung des Verlusts eines Kindes unterstützen.
Stille Geburt	Oft auch Todgeburten genannt. Hierbei handelt es sich um Babys, die mit einem Geburtsgewicht von mindestens 500 g geboren werden. Sie sind bestattungspflichtig und bekommen eine Geburtsurkunde.
TCM	Traditionelle Chinesische Medizin. Die TCM ist ein ganzheitliches Heilkundesystem, das dabei hilft, Ungleichgewichte im Körper zu erkennen und auszugleichen. Teil der TCM ist z. B. die Akupunktur oder die Moxa-Therapie, die häufig beim Kinderwunsch eingesetzt wird.
Theta-Healing	Theta-Healing ist ein meditativer Prozess, bei dem die Theta-Gehirnwelle genutzt wird, um Zugang ins Unterbewusstsein zu erlangen. Dadurch können z. B. limitierende Glaubenssätze und Verhaltensmuster aufgelöst werden.
Transfer	Im Zuge einer Kinderwunschbehandlung findet nach einigen Tagen der Befruchtung der Embryotransfer statt. Hierbei wird der Embryo mit einem Katheter in die Gebärmutter eingeführt. Ziel ist eine möglichst hohe Schwangerschaftsrate.

Thrombose	Bei einer Thrombose ist ein Blutgefäß durch ein Blutgerinnsel verstopft oder verengt. Je nach Ausgangssituation der Frau kann während der Schwangerschaft oder im Wochenbett ein erhöhtes Thrombose-Risiko bestehen, dem i. d. R. durch das Spritzen eines Medikaments vorgebeugt wird.
Uterus	Gebärmutter
Vaginalflora	Vaginalflora, oder auch Scheidenflora genannt, meint die physiologische mikrobielle Besiedlung der Scheide der Frau.
Zervix	Die Zervix ist der Gebärmutterhals. Sie befindet sich am Ende der Scheide und enthält schleimbildende Drüsen. Anhand des Schleims lassen sich die fruchtbaren Tage der Frau erkennen. Während der Schwangerschaft hilft sie dabei, die Gebärmutter zu verschließen und vor Keimen zu schützen.
Zyklusmonitoring	Beim Zyklusmonitoring – auch Zyklusüberwachung genannt – wird der Zyklus der Frau mittels Ultraschall und Hormonkontrolle im Zuge der Kinderwunschbehandlung überwacht.

Danksagung

Zunächst einmal möchte ich mich von Herzen bei jedem einzelnen bedanken, der dieses Buch möglich gemacht hat:

Elsa, Lea, Magda, Marie, Manuela, Fabian, Monika, Sarah, Verena, Isabell, Jacqueline, Jessica und Melanie. Danke, dass ihr vorangegangen seid und eure Geschichte erzählt habt. Und ein besonders großes Dankeschön an Isabell, die zudem ehrenamtlich das Erstlektorat übernommen hat.

Ein großes Dankeschön geht an Karsten, Denise, Yeliz und Lena vom Verlag Lektora. Danke, dass ihr dieses Buchprojekt möglich gemacht und mich und das Thema Kinderwunsch und Fehlgeburt unterstützt habt, obwohl es bis jetzt nicht in eurem Fokus lag. DANKE.

Weiterhin möchte ich allen danken, die es mit ihrer monetären Unterstützung auf betterplace.me möglich gemacht haben, dass du dieses Buch jetzt in deinen Händen hältst. Danke an:

Lorena, Mandy, Franziska, Anna, Elisa, Sylvie, Katrin, Nicole, Sabrina, Annekatrin, Sabrina, Mina, Karen, Anne, Charlotte, Jannette, Anna-Lena, Anja, Claudia, Carolin, Magdalena, Nicole, Carolin, Monika, Karl, Julis, Daniela, Sarah, Marie-Christin, Carina, Indira, Gerd, Peter, Patrick, Sarah, Katja, Andrea, Elsa, Saskia, Reni, Diana, Christoph,

Jennifer, Elke, Jennifer, Sylvia, Michelle, Sarah, Lorena, Jochen, Henning, Matthias, Lea, Jasmine, Doro, Ilse, Lisa-Marie und Jörg.

Ohne euch würde es dieses Buch nicht geben. Danke.

Mein persönlicher, größter Dank gilt »meinen beiden Männern«: meinem Mann Jörg und unserem Hund Jorge.

Danke, Jörg, dass du immer an meiner Seite warst, mich unterstützt hast und dass du vor allem nie die Hoffnung aufgegeben hast und mich gehalten und getragen hast, wenn ich es selbst nicht konnte. Danke, dass du an dieses Buchprojekt geglaubt hast und mich immer wieder liebevoll daran erinnert hast, weil du wusstest, wie wichtig es ist, dass es das Licht der Welt erblickt.

Danke, Jorge, dass du die Leichtigkeit zurück in unser Leben gebracht hast. Dass du uns auf unserem Kinderwunschweg so oft zum Lachen gebracht hast mit deiner unglaublich witzigen Art, als uns nicht zum Lachen zumute war. Du warst und bist ein Geschenk für uns.

Ich danke meinen Freudinnen, die mich in dieser Zeit begleitet haben, für mich da waren und mich nicht aufgegeben haben, obwohl ich mich isoliert habe, und die trotz meines spirituellen Weges an meiner Seite geblieben sind. Maria, Sarah, Sophie … Danke, dass es euch gibt.

Ich danke all meinen spirituellen Wegbegleiterinnen und Freundinnen, die mich jede auf ihre individuelle Art und Weise energetisch auf diesem Weg begleitet haben. Sarah, Judith, Andrea, Liesa und allen Mädels von Altai … Ich danke euch von ganzem Herzen.

Danke an meine Mentoren, Berater und Ärzte, die mit ihrer Expertise an meiner Seite waren. Ein besonderer Dank gilt hier Franziska Mager von yourbesthealth.de und Monika Kristan.

Ich danke all meinen Helfern und Unterstützern der geistigen Welt, die für mich da waren, mir gezeigt haben, dass ich niemals allein bin, und mich auf den für mich richtigen Weg zurückgeführt haben. Danke, Opi, dass du für mich da warst.

Und ich danke meiner Familie. Meinen Eltern, dass sie mir das Leben geschenkt haben und mich zusammen mit meinen Großeltern und meiner Tante Anke zu der starken und selbstbewussten Frau gemacht haben, die ich heute bin.

Abschließend möchte ich mich bei dir bedanken, liebe Leserin: Danke dir von Herzen für dein Vertrauen, das du mir geschenkt hast. Danke, dass du durch deinen Kauf dieses Buchprojekt und die Mission dahinter unterstützt hast.

Wenn du magst, kannst du dir sehr gerne hier ein Geschenk als persönliches Dankeschön von mir abholen:

www.mariechristinholland.com/
kinderwunschbuch-geschenk

Danke an das Team von goqr.me, mit deren Unterstützung die QR-Codes erstellt wurden, und danke, dass ihr diesen Service für die kommerzielle Nutzung und den Druck kostenlos bereitstellt.

Erzähle uns deine Geschichte

Jede Frau hat ihre ganz eigene und individuelle Kinderwunschgeschichte, die Wissen und Erfahrungen mit sich bringt, die unglaublich wertvoll für Betroffene, aber auch für die ganze Gesellschaft sein kann.

Mein größter Wunsch ist es, dass mit diesem Buch eine Bewegung in Gang gesetzt wird und eine Buchserie entsteht.

Falls du also das Tabu brechen möchtest und deine Geschichte im nächsten Buch erzählen möchtest, bewirb dich gerne mit deiner Kinderwunschgeschichte für einen Platz im nächsten Buch oder für einen Interviewplatz.

Weitere Infos sowie den Link zur Bewerbung findest du hier:

www.mariechristinholland.com/
kinderwunschbuch-bewerben

Ich freue mich auf dich und wünsche dir von Herzen alles Liebe!

Marie